全民好聲音

嗓音治療天團幫你找回悅耳美聲！

王棨德 亞東紀念醫院耳鼻喉科主治醫師
好心肝門診中心耳鼻喉科特聘主治醫師

林峯全 亞東紀念醫院耳鼻喉科語言治療師
新北市語言治療師公會創會理事長

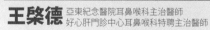

聲音是第二外貌！
好聽的聲音讓人信賴、
想要親近！
自媒體時代，一副好嗓音
就等於一張最強名片

全民健康基金會
Taiwan Health Foundation

*本書所得全數捐贈全民健康基金會

<推薦序>

好心・好肝・好聲音

許金川

宏亮的哭聲,是新生兒與世界溝通的第一道橋樑。造物者賦予的聲音,是人的一生中最重要的表達及溝通工具,而音聲醫學的嗓音治療與保健之終極目標就是希望人人有好聲,人人有好音。

《全民好聲音》由王棨德醫師與林峯全語言治療師兩位專精音聲醫學的青年才俊執筆,作者以淺顯易懂且生活化的筆調,將艱深的醫學化繁為簡,圖文並茂,傳授日常實用的護嗓撇步,針對聲帶疾病及嗓音障礙困擾,也介紹目前臨床上最先進的治療方式,本書閱讀的對象並不侷限於嗓音病人,而是全民都能受用。

王棨德醫師為台大醫學系高材生,於台大醫院耳鼻喉科完成專科訓練之後,赴美鑽研音聲醫學,難能可貴的是他懷抱創新研究的精神,在嗓音微創手術方面屢屢發表傑出論文,其帶領的亞東紀念醫院嗓音團隊更揚名國內外醫學界。

王棨德醫師於臨床、教學、研究面面俱到,與醫療好搭檔林峯全治療師更致力於民眾教育的推廣,經常於報章網路發表衛教文章,很榮幸地,「全民健康基金會」有機會與兩位作者合作出版本書。

「全民健康基金會」為「肝病防治學術基金會」的姊妹基

金會。有感於民眾缺乏正確的保肝知識，錯失治療機會，我與恩師宋瑞樓教授邀集多位醫者與善心人士，於 1994 年成立「肝病防治學術基金會」，推動肝病篩檢、衛教宣導與創新醫療研究。2006 年，有鑑於肝病病友還有其他疾病需要協助，遂成立「全民健康基金會」，透過出版書籍刊物、舉辦講座及研討會，傳播正確的健康知識，期能達到人人好健康的目的。

　　基金會以籌建肝病病友專屬的「肝病醫療中心」為願景，2012 年階段性創立非營利的「好心肝基金會 —— 好心肝門診中心」，把病人當成自己家人，提供愛心、溫馨、安心的醫療服務，以專精的肝膽腸胃科為基石，並擴及 20 多個科別，延攬 60 多位台大醫院出身的專科教授及醫師群，提供「醫病一家親」的醫療照顧。

　　好心肝門診中心於 2019 年增設耳鼻喉科，基金會特邀請王棨德醫師駐診，王醫師醫術精湛，視病猶親，一年多來已幫助許多病人解決嗓音困苦，深得同仁與病友的讚許與信賴。

　　兩位作者的理念與基金會「傳播正確醫學知識」宗旨契合，本人希望透過本書的出版，可進一步造福國人健康，期盼全民有好心，有好肝，也有好聲音！

（本文作者為財團法人全民健康基金會董事長、台灣大學醫學院內科名譽教授）

許金川

<推薦序>

台大耳鼻喉科的閃耀之星

徐茂銘

　　王棨德醫師畢業於台大醫學系，於台大醫院耳鼻喉科接受為期五年的完整訓練，還記得我退休後每週三固定主持晨會，經常是由王醫師負責報告個案，積極好學的態度，讓我留下了深刻的印象。王醫師轉任亞東紀念醫院耳鼻喉科服務後，開始鑽研嗓音疾病的診察與治療，迄今已逾十年。

　　在早年全身麻醉不普遍的時空背景下，聲帶手術需要實習醫師抱緊病人的頭，才能像吞劍一般放入喉直達鏡並移除聲帶上的息肉。如果是惡性病變，則往往需要切除部分或整個喉部。隨著全身麻醉與內視鏡的蓬勃發展，今日已逐漸被顯微手術與咽喉雷射手術所取代，病人術後不適與嗓音的恢復程度，也有十分顯著的進步。

　　在《全民好聲音》這本書中，王醫師詳細的介紹了他從國外進修帶回台灣的新式嗓音手術與治療觀念，過往需要由頸部手術矯治的聲帶麻痺病症，如今在門診注射玻尿酸即可有效改善症狀；對於聲帶息肉等過去需要在全身麻醉下手術的個案，現在也有機會改在局部麻醉下以雷射燒灼氣化，不僅對病人是一大福音，對資源日趨匱乏的全民健保來說，更能節省麻醉與住院的龐大花費。

　　我在台大服務的數十年中一直強調實證研究與發表醫學論

文，在年輕一輩的耳鼻喉科醫師中，王醫師近年來的表現可說是有目共睹，針對嗓音微創手術共發表了十篇以上的英文學術論文，更長年教授嗓音聲學相關課程。身為台大耳鼻喉科醫局的大家長，看到學生能在教學、研究、服務這三大領域中，都有如此出色的表現，我深感欣慰與榮譽。

　　嗓音疾病在一般醫學甚至是耳鼻喉科專業領域中，都是相對冷門的學問，除了教科書以外，市面上少有專業的書籍，也造成許多似是而非的錯誤觀念。這本《全民好聲音》由台灣首屈一指的肝病權威許金川教授所主持的「全民健康基金會」所推出，內容除了深入淺出的醫學知識，也同時涵蓋了語言治療的重要觀念與嗓音保健的實用技巧，相信對於社會大眾，特別是老師、歌手等工作需要大量用聲的族群，能有很大的助益。

　　我誠摯地向各位讀者推薦這本好書，更期待王醫師與林治療師兩位作者能再接再厲，持續提升醫療技術，於未來造福更多嗓音障礙的病人。

（本文作者為台灣大學醫學院耳鼻喉科名譽教授）

徐茂銘

<推薦序>

萬丈高樓平地起

——亞東醫院音聲外科與嗓音中心的發展歷程

朱樹勳

　　王棨德醫師是台大醫學院畢業的高材生，同時也是台大流行病學與預防醫學研究所的碩士與博士，從他剛加入亞東醫院開始，便下定決心要發展音聲外科（phonosurgery）這門獨到的學問。我想利用這次為《全民好聲音》寫序的機會，為各位讀者介紹一下亞東醫院十多年來發展音聲醫學的精采成績。

　　王醫師從民國97年7月起進入亞東醫院服務，在耳鼻喉科鄭博文主任的大力推薦下，由「徐元智先生醫藥基金會」薦送美國紐約西奈山醫院研修音聲外科手術。98年3月返國後開始大展身手，屢次發表台灣首見的嗓音微創手術，我也代表醫院為王醫師主持了好幾次的個案發表會與記者會，迴響熱烈。

　　難能可貴的是，王醫師年年都有醫學論文發表，更積極參與國內外醫學會，不僅讓遠道而來的病人對亞東醫院留下了深刻的印象，也讓整個台灣甚至是國際上都看見本院的醫療成績。王醫師帶領的「亞東嗓音團隊」，更榮獲2018年「遠東精神獎」與2019年「國家新創獎」的雙重肯定，完美的詮釋亞東醫院多年來的宗旨：「持續提升醫療品質、善盡社會醫療責任」。

　　兩位作者在忙碌的臨床工作之餘還能完成這本書籍，真的

十分不容易。有別於專業艱澀的醫療書籍，作者將重要的醫學知識以深入淺出的方式，講解得十分清楚，對於醫學或生理機轉有興趣的讀者，可以參閱「PART2 發聲基礎篇」。如果讀者或是周遭親友有嗓音困擾，可於「PART3 常見疾病篇」按圖索驥，十數種嗓音疾病均有鉅細靡遺的解說。而曾接受過嗓音手術或是治療的病人，則不妨看看「PART4 嗓音保養篇」，林峯全治療師不僅專業知識豐富，臨床治療上更有其獨到之處。我本人也在林治療師的指導下進行了多次的嗓音訓練課程，對生活與工作上用聲情形有很大的幫助。

　　有道是，萬丈高樓平地起。亞東醫院在王醫師以及林治療師一步一腳印的通力合作之下，吸引了近萬名病人專程至亞東醫院診治嗓音疾病，更不乏名人政要指名由這兩位優秀的搭檔進行診療，實現了亞東醫院「成為民眾就醫首選的醫學中心」的願景。在這十年的扎實基礎與卓越成果下，亞東醫院 2020 年起著手成立嗓音中心，期待在下一個十年，兩位作者能將亞東醫院嗓音專科發展得更為出色，成為台灣第一、亞洲頂尖、世界知名的醫療重鎮！

（本文作者為徐元智先生醫藥基金會副董事長、前亞東紀念醫院院長）

朱樹勳

<推薦序>

第一本嗓音科普書，守護大家的嗓音

林芳郁

正確的預防醫學概念為「預防勝於治療」，平時我們應該要好好保養喉嚨、善加對待我們的聲帶；當嗓音出現症狀時，我們應該要尋求正確的幫助，避免惡化，造成更嚴重的傷害。當嗓音出現問題時，輕則沙啞、重則完全失聲，「有苦難言」的狀態既傷聲又傷心。而這本書，就是來幫助大家，如何守護珍貴的嗓音。

這本書係由亞東紀念醫院耳鼻喉科的王棨德醫師與林峯全語言治療師撰寫，兩位專家彼此各司其職、相輔相成，耕耘嗓音領域多年。王棨德醫師的聲帶注射、聲帶雷射以及喉部顯微手術，截至目前已經成功治療上千名患者，幫助他們恢復嗓音音質，更有許多是慕名遠道而來就醫的病人。林峯全語言治療師則是在臨床提供嗓音治療，透過不同的治療策略，改善病人的發聲方式，訓練發聲相關肌群，並時常於報章媒體發表衛教文章，對於推廣醫事服務與教育不遺餘力。

由兩位作者領軍的亞東嗓音團隊，最特別的是包含了個管師與研究人員，提供優質與精緻的醫療品質。他們所建立的嗓音資料庫近上萬筆資料，不僅發表了多篇臨床實證的研究論文，近年來更是創新發想，結合科技與醫學，將人工智慧應用於嗓音偵測與診斷，發表了全球第一篇基於深度學習演算法來

偵測嗓音疾病之專業論文，其中所建立之模型，在亞東醫院嗓音障礙資料庫可達到 94.26% 之診斷正確率；此外，也將嗓音治療移植到了手機 APP，是全亞洲第一個嗓音復健的科技軟體，並授權予美國加州州立大學共同進行合作研究，使用行動裝置與人工智慧運動，精準偵測說話速度與音量，協助聲音治療保健。

這本書《全民好聲音》是國內第一本由耳鼻喉科醫師和語言治療師共同撰寫的嗓音科普書，由兩位專精於嗓音領域的優秀人才，結合臨床經驗與實證研究，不僅提供給民眾最正確的用聲觀念，更可以給有嗓音問題的病友莫大的幫助。

（本文作者為亞東紀念醫院院長、前衛生署長）

林芳郁

<推薦序>

全民皆宜的嗓音工具書

盛華

　　恭喜王棨德醫師和林峯全語言治療師撰寫並出版《全民好聲音》。這本書的問世，無疑是給有嗓音困擾的民眾與職業用聲者的一大福音，感謝兩位專家努力推廣嗓音障礙這門科學，我與有榮焉。

　　林峯全治療師是亞東醫院耳鼻喉科資深語言治療師，極為優秀。記得當年他攻讀碩士班時修習我開設的「嗓音異常」課程，上完第一堂課就興沖沖地來找我指導他撰寫嗓音碩士論文，展現了他對嗓音治療的高度興趣。在整個論文研究過程中，峯全態度積極且十分認真，順利的取得碩士學位。爾後，峯全進入亞東醫院擔任語言治療師。醫學中心忙碌的工作並沒有澆熄他對研究的熱情。峯全於 2015 年延續他的碩士論文研究，並將結果成功發表於國際最著名的嗓音學術期刊《Journal of Voice》。這是亞東醫院第一篇收錄於 SCI 的語言治療論文。此外，峯全熱心參與公眾事務。他成立「新北市語言治療師公會」並擔任理事長一職六年，爭取語言治療師權益。期間舉辦了多場繼續教育課程與公共衛教講座。不僅服務語言治療師，也照顧一般民眾的語言治療需求。

　　我與王棨德醫師是在一場國際學術大會上認識。之前即經常耳聞王醫師聲帶手術技術高超，在喉科頗具盛名。王醫師不

僅引進國外最新的聲帶治療技術，也自行開發許多新的治療方法，至今已造福上千名嗓音病人。難能可貴的是，王醫師對語言治療非常重視。他在 2015 年和峯全於亞東醫院耳鼻喉科爭取開設語言治療並成立亞東嗓音團隊，為民眾提供完整的嗓音治療服務。亞東嗓音團隊除了在臨床上幫助了許多嗓音病友，更具創新思維且不斷推陳出新。不僅拿到「遠東精神獎」與「國家新創獎」，也在 2017 年與亞洲大學聽語系合作，開發台灣第一個嗓音治療 APP 與遠距嗓音訓練課程。這項成果受到國際肯定並榮獲聽語學門最佳學術期刊《Journal of Speech, Language and Hearing Research》刊登。這是台灣第一篇以嗓音領域刊登於該期刊的研究論文，真是台灣之光！

　　《全民好聲音》是國內第一本以醫學觀點切入嗓音領域的科普書。該書深入淺出地介紹嗓音障礙學，以及完整的嗓音保健資訊與就醫指南，能幫助一般民眾了解嗓音、照顧嗓音，非常適合當作居家嗓音保健的工具書。又因其中對發聲原理、嗓音治療，以及聲帶手術著墨十分詳細實用，也適合聽語系所學生、臨床語言治療師、職業用聲者及相關專業人員細細品嘗，挖掘其中之奧妙。我極力推薦這本書。

（本文作者為亞洲大學醫學暨健康學院副院長、

聽力暨語言治療學系講座教授兼系主任）

<推薦序>

為大眾而寫，深入淺出的嗓音障礙學

陳怡仁

　　日常生活的溝通方式少不了說話，每個人說話的聲音（嗓音）跟指紋一樣具有獨特性，可以反映出說話者的性別、教育程度、情緒、健康狀況、社經地位……等訊息。《全民好聲音》這本書的內容精采且完整介紹嗓音障礙學，不僅適合讓一般大眾了解嗓音產生的原理、造成嗓音異常的原因，以及嗓音保健與治療的資訊，更適合語言治療師當作臨床治療嗓音異常病人的工具書。

　　2013年在台灣聽力語言學會的會員大會暨學術研討會中，我認識了林峯全語言治療師，當時他是與會的講師之一，而擔任座長的我即發現，他對臨床語言治療與學術研究皆具有極大的熱忱，會後與之對談後了解到他對處理嗓音障礙的病人有高度的興趣，碩士論文即是探討教師自覺嗓音異常與聲學分析。2015年亞東醫院耳鼻喉科成立語言治療部門，經由台大醫院復健科張綺芬老師的介紹，我與林峯全語言治療師有了再一次的接觸，當時他來到敝人服務的醫院進行參訪與交流，經過為期一週的互動與切磋，我深深體會到他對於嗓音障礙研究的專注與熱忱。除了臨床工作以外，林峯全語言治療師也熱心於公共事務的推動，他是新北市語言治療師公會的創會理事長，在六年理事長的任內致力於語言治療業務的推動，除了舉辦多場講

座以外，也投書於各大媒體，讓社會大眾了解正確的兒童語言發展、吞嚥復健與嗓音保健的知識；目前他仍是語言治療師公會全國聯合會的常務理事，持續為推廣語言治療與大眾健康而努力。

伯樂與千里馬可說是王棨德醫師與林峯全語言治療師間的最佳寫照，王醫師在治療聲帶疾病手術上的鑽研有目共睹，除了引進國外最新的技術外，也積極的自我創新並不吝指導後進，他與林峯全語言治療師所組成的「亞東嗓音團隊」，造福來自全國各地的嗓音障礙病人，所開發的嗓音治療 APP 與遠距嗓音訓練方案更是獲獎無數，學術研究的結果也刊登在國際知名期刊上，讓全世界的人看到台灣在嗓音治療與訓練上的進步與成就。

在此非常感謝王棨德醫師及林峯全語言治療師兩位的努力，在繁重的臨床業務下仍能利用公餘的時間撰寫並出版《全民好聲音》這本書，以淺顯易懂的寫作方式將深奧的嗓音障礙學介紹給大眾，並提供正確且完整的嗓音保健知識，我強力推薦此書的出版。

（本文作者為中華民國語言治療師公會全國聯合會理事長、

國立成功大學醫學院附設醫院耳鼻喉部語言治療師）

陳怡仁

<作者序>

選一條人跡罕至之路，打造全民好聲音

王榮德

「2009 年 2 月，正值隆冬之末，來自台灣的年輕醫師隻身一人飛抵美國紐約。在冰天雪地的異鄉，他無暇欣賞曼哈頓銀白世界的美景，心裡滿是惶恐與不安。殊不知嗓音咽喉疾病多年以來都是耳鼻喉科最乏人問津的一個領域，此行能有多少收穫？能否不負師長所託，歸國後為台灣帶來一番新氣象？

年輕醫師打著哆嗦，小心翼翼的走在結冰的道路上，穿過中央公園，來到了一棟宏偉的百年建築，櫃台接待人員領著他走過掛滿明星簽名海報的長廊，進到了 Peak Woo 教授的診間。」

當年赴美進修的情境，迄今回想起來依舊歷歷在目。也正是這趟彷彿到了火星一般的驚奇之旅，開啟了我十多年來的音聲醫學生涯。很幸運的，在亞東紀念醫院耳鼻喉科鄭博文主任以及「徐元智先生醫藥基金會」朱樹勳副董事長、亞東紀念醫院林芳郁院長的大力支持下，我得以全心發展音聲外科與嗓音微創手術。在林峯全治療師加入後，我們攜手創立了台灣少見的治療團隊，為嗓音障礙病人提供更專業且全面的照護。這些年下來，我們的團隊診治了 9,000 名以上的嗓音障礙病人，完成上千例嗓音手術，醫學研究與臨床教學上也多虧有峯全的投入與付出，讓團隊能在台灣乃至於全世界，掙得一席之地。

今日的小小成果，都要感謝這一路上許許多多的貴人相助，感謝台灣音聲醫學研究會張學逸、蕭自佑、方端仁三位會長引領我進入學術殿堂，不吝給我舞臺與國內外專家學者交流切磋；感謝碩士與博士班的指導老師賴美淑教授，以及陪伴我一同完成學業的廖立人醫師，為我打下堅實的科學研究基礎；感謝盛華教授、楊怡和教授、侯勝博教授、王仲祺主任，您對後輩的提攜、栽培與關懷，我銘感五內。感謝我的父母、家人與太太，給我無條件的支持，讓我沒有後顧之憂，能夠全力衝刺事業。同時也要謝謝幕後幾位辛勞的助理：宛蓉、姝嬿與湘婷，少了你們張羅大小事，我們的團隊不可能會有今日的成績。最後要特別感激好心肝基金會與全民健康基金會許金川教授、總執行長楊培銘教授、執行長粘曉菁醫師，謝謝您們邀請我進入好心肝這個溫暖的大家庭，分享豐富的資源，協助這本書順利付梓。

美國詩人 Robert Frost 的著名作品〈一條無人走過之路〉（The road not taken）的結尾是這樣寫的：

Two roads diverged in a wood, and I —
曾有一林分出兩路，
I took the one less traveled by,
我選了少人走的路途
And that has made all the difference.
而這造就一切改變

回想起這一路走來的旅程，如今內心已不再忐忑不安。我知道在未來的每一個日子裡，都會有許許多多的朋友支持我

們、信賴我們。謝謝大家，也期許我們能在下一個十年拿出更好的成績，讓全民都有好聲音！

作者介紹

王棨德

台大醫學院畢業，完成台大醫院耳鼻喉科住院醫師訓練後，任職亞東紀念醫院耳鼻喉科。2009 年負笈美國紐約西奈山醫院研習音聲醫學，返國後致力於發展咽喉門診手術。曾多次赴亞利桑那州梅約診所、京都一色嗓音中心、加州大學舊金山分校等地進修研習，並開發出聲帶注射、綠光雷射、顯微皮瓣手術等創新療法。王醫師曾獲「2013 年全國雷射光電醫學優秀論文獎」「2015 年國際耳鼻喉科學振興會獎學金」「2018 年遠東精神獎優等」，並於 2019 年度榮獲提名，成為擁有 140 年歷史之美國喉科醫學會（American Laryngological Association）首位來自台灣的會員。
除了臨床醫學外，王醫師偕同元智大學電機系、中央研究院資訊科技創新研究中心、陽明大學醫工所，共同進行多項深度學習之研究案，除了發表了全球第一篇運用深度學習技術偵測病理嗓音之論文，並受邀於 IEEE 國際工程學會舉辦全球第一個人工智慧識別嗓音疾病之跨國競賽；相關研究成果，更獲得「2019 年國家新創獎」（學研新創組）之肯定。王醫師自 2017 年起即任職於台北市立大學特教系語療組，主授發聲機轉與嗓音障礙，並協助多篇碩士研究論文之臨床收案與研究指導。

現職

亞東紀念醫院耳鼻喉科主治醫師
台大醫學院耳鼻喉科兼任助理教授
台北市立大學特教系語療組兼任助理教授
好心肝門診中心耳鼻喉科特聘主治醫師

學經歷

台灣大學醫學系
台大醫院耳鼻喉部住院醫師 / 總醫師
台大公衛學院預防醫學研究所碩士
台大公衛學院流行病學暨預防醫學博士
美國紐約市西奈山醫院音聲手術研修
美國亞利桑那州梅約診所雷射手術研修
日本京都一色信彥紀念嗓音中心喉骨整形手術研修
美國加州大學戴維斯分校吞嚥中心研修
美國加州大學舊金山分校嗓音中心研修
台灣音聲醫學研究會理事
新北市語言治療師公會諮詢顧問
美國喉科醫學會通訊會員

＜作者序＞

嗓音治療，醫病也醫心

林峯全

「今天，你的聲音是什麼顏色？

是沉鬱的黑、是悠揚的白，還是難以言喻的色調。」

　　打從呱呱落地、牙牙學語開始，說話是那麼的自然美妙；怎知，「聲到用時方恨少」，我們赫然發現，原來用聲音表達喜怒哀樂，既是上帝賦予我們天生的能力，某些時候卻成了一種奢望。在人生的旅途中，我們不免會遇到嗓音罷工的情況，此時才深深感到「好聲音」有多麼重要。

　　我與嗓音治療，在十多年前研讀碩士時，就結下了不解之緣。當年很幸運地跟隨嗓音權威盛華教授一同研究，在盛教授的悉心指導下，我順利的完成碩士論文「國小教師嗓音自覺與聲學分析」；進入職場多年後，有幸與王棨德醫師共組「亞東嗓音團隊」，專為嗓音異常病人提供最佳的治療，也開啟了我的臨床研究之路。至此，我找到了人生的志業。除了在國內期刊書報分享衛教資訊與治療經驗外，我們更登上了國際舞台，陸續在《Journal of Voice》和《Journal of Speech, Language and Hearing Research》等知名期刊發表研究成果，讓世界看到台灣的嗓音治療，完成我的一大夢想。

　　現在，另一個夢想「出書」也實現了。目前我所服務的對

象，大多是聲音沙啞或發聲困難的病人。在治療室裡，我常聽到病人因為聲音恢復而歡喜的笑聲；因為聲音沙啞而無奈的嘆息；因為發聲困難而被誤解的感慨；也有著因為聲音驟變而落下的淚滴。這些故事不僅留在治療室，也在我們的心底種下了一顆種子。於是，我們規畫了這本書，其中包含多年的臨床經驗，也整合了病人常見的問題，期望透過醫學的觀點，一解普羅大眾聲音沙啞之苦。

築夢，因有你們而得以踏實。謝謝王棨德醫師的無私相挺，您總是亦師亦友地與我分享，讓我可以站在巨人的肩膀上往前進；感謝您當初聽到我的夢想後，二話不說大力支持，更找了好心肝基金會幫我們圓夢，沒有您，這本書不可能誕生。謝謝盛華教授、張綺芬治療師與陳怡仁博士，您們總不吝傳承寶貴的經驗，為我的嗓音治療生涯點亮了一盞明燈，助我找到治療的初衷與熱忱。謝謝宛蓉、姝嬑與藝珈，因為有你們，讓嗓音團隊更加完整，因為有你們，讓再繁複的瑣事也無法干擾此書問世。

最後，謝謝我的父親與兄長，雖然遠在南部，仍不時地鼓勵我為專業精進努力；謝謝我的太太欣瑜，作我最堅強的後盾，在你面前，我可以無慮地釋放壓力與軟弱，我可以無憂地克服詞窮筆頓的困境；謝謝我的女兒 Ringo，你的笑總是給我無限的啟發與能量，讓我有源源不絕的動力，得以堅持下去。謝謝你們。

此書，獻給我愛的你們，也獻給所有關心嗓音的人們。

林峯全

語言治療碩士畢業，現為亞東醫院耳鼻喉科資深語言治療師。2015年與王棨德醫師組成「亞東嗓音團隊」，致力於嗓音治療，融入科學與藝術，醫病也醫心，希望全民都能擁有好聲音。

結合臨床、教學與研究，除了擔任督導培育後進外，近年來於多間學校、機構舉辦嗓音衛教講座，關心民眾嗓音健康；2016年開發全台唯一的嗓音治療APP，開創遠距嗓音治療課程，提供創新服務；2018年赴韓國釜山EACP大會發表；2019年擔任國際大會IALP嗓音論壇講者，分享台灣嗓音治療經驗，其研究結果也獲得國際聽語學門最佳期刊JSLHR之肯定；並於中山醫學大學聽語系任教嗓音障礙學，造福莘莘學子。

亞東紀念醫院耳鼻喉科語言治療師
中華民國語言治療師公會全國聯合會常務理事
社團法人新北市語言治療師公會常務監事
台灣音聲醫學研究會監事
中山大學聽語系兼任講師

台大醫院復健科實習語言治療師
台北市立教育大學溝通障礙碩士
社團法人新北市語言治療師公會創會理事長
中華民國語言治療師公會全國聯合會理事
亞東紀念醫院復健科語言治療師
台灣聽力語言學會長照委員會委員
亞洲大學聽語系兼任助理教授級專業技術人員

【目錄】

PART1　　嗓音異常篇

PART2　發聲基礎篇

PART 3　常見疾病篇

PART4 嗓音保養篇

PART 5 嗓音治療篇

PART 6 微創手術篇

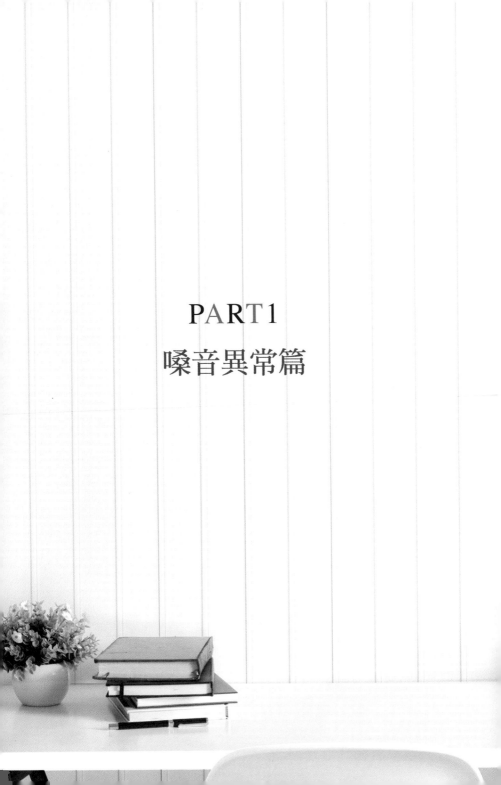

PART 1

嗓音異常篇

1. 你是嗓音異常的高危險群嗎？

「以前聲音沙啞休息一下就好，這次好奇怪，怎麼都恢復不了？」

你也有這樣的經驗嗎？說話或唱歌到一半時，忽然鎖喉甚至破音，或是說了一整天的話之後，覺得喉嚨緊緊痛痛的，完全不想再講話。小心！嗓音異常可能已經找上你。根據美國聽語協會（American Speech-Language-Hearing Association, ASHA）的定義：嗓音異常是指當我們自覺嗓音不敷使用、嗓音沙啞，或是讓人覺得嗓音與同年齡、性別、文化背景的人相比，在音高、音量或音質上有明顯差異。

嗓音異常的症狀相當多樣，較典型的表現是音質改變（聲音沙啞），其他常見的症狀如：音域變窄（本來可以唱很高音、現在唱不上去）；說話時覺喉嚨乾、緊、痛等；發聲困難，需要特別用力才能出聲；嗓音疲憊，說話容易累，例如本來可以講四小時的課，現在講一小時就累了。

根據研究顯示，**約有三成的國人曾患有嗓音異常，而教師更是高達六、七成有聲音沙啞的經驗。**

嗓音異常的高風險群

除了一整天都必須用聲音工作的教師以外，還有哪些人會是嗓音異常的高風險群呢？

1. 職業用聲者：

泛指因為工作需要頻繁說話的職業，例如，講師、業務、歌手、演員、廣播員、主持人、記者、教練、聲樂學生、演員、僧侶、牧師、神職人員、電話行銷專員、客服人員等。近年來，直播主和 YouTuber 等新興行業出現嗓音問題的人數也越來越多。此外，即便如工程師、行政人員、內勤或作家等較少需要用聲的行業，現今的工作內容也越來越重視人際互動與協作，出現嗓音異常的比例也逐年攀升。

2. 高齡者

聲帶會隨年齡而老化，常見症狀如，音量變小、音域變窄，尤其是**個性比較內向、不愛社交或說話的退休族群，更是聲帶退化的高風險族群**。另外，高齡病人也可能因為其他內外科疾病、腫瘤或是手術等原因，傷及聲帶構造或功能，同樣需要醫療上的積極介入。

3. 神經損傷者

某些手術或疾病可能會造成控制聲帶的神經（例如，喉返神經或迷走神經）受損，使聲帶麻痺或偏癱，常見症狀包括說話音量變小、氣息音（說話漏氣）、吃東西容易嗆到（特別是喝水時）。

4. 不良生活習慣

抽菸、大量飲酒、過度清喉嚨、常喝濃茶或咖啡、長期睡眠品質不佳等，都可能直接或間接影響聲音品質。

根據臨床的觀察，現代的父母（特別是媽媽）對於孩童呵護備至，每天要讀故事書給小孩聽、盯著寫功課、管教小孩等。不僅白天的工作就需要大量說話，下班回家後還要繼續用聲陪伴或管教小孩，正所謂「一根蠟燭兩頭燒，兩片聲帶早晚操」！**過度用聲又缺乏足夠休息的結果，使得「媽媽」也成為嗓音異常的高風險一族**，特別是雙寶媽媽更是辛苦呢！

你也是嗓音異常的高風險一族嗎？有疑慮的人平時除了好好保養嗓子之外，出現症狀時也要盡速就醫治療，以免嗓音症狀更加嚴重喔！

誰容易有嗓音問題？

老化或疾病

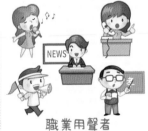

職業用聲者

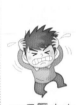

心理壓力大

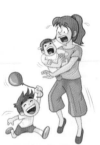

全職媽媽

2. 小心病急亂投醫！
聲音沙啞該看哪一科？

「最近聲音不大好，很多高音唱上不去。聽說坊間有些特效藥，
一吃就有聲音，要不要試試看呢？」

嗓音異常的症狀相當廣泛多元，聲音沙啞只是其中一個較為明顯的特徵，其他症狀還包括音域變窄、高音上不去、喉嚨乾、覺得嗓音不敷使用、說話時覺得緊或痛等。多數人出現這些症狀時，會先吃喉糖或成藥，或許能暫時減輕咽喉不適，但是對於聲帶水腫或其他潛在的聲帶疾病，不見得有明確的療效。時間拖得一久，反而會讓聲帶產生不可逆的病徵。

當察覺到說話不舒服或嗓音音質改變時，請先減少用聲，多喝水多休息。 如果超過兩週都沒有改善，建議大家一定要到耳鼻喉科檢查，因為造成嗓音異常的原因很多，唯有透過詳細且全面的檢查（包含喉部構造、呼吸發聲功能……等），才能對症下藥、藥到病除。

喉嚨卡卡、聲音啞啞的，這樣要去看醫師嗎？

感覺喉嚨或嗓音有點怪怪時，可以根據以下幾點來判斷就醫的時機：

☑ 嗓音容易沙啞、粗糙或有氣息聲

☑ 說話時上氣不接下氣

☑ 說話感到疲憊。例如，本來講一天才會累，現在講沒幾句話就累了

☑ 早晚的嗓音有明顯的差異，例如，晚上的嗓音音質明顯沙啞

☑ 喉嚨容易乾、緊、痛

☑ 電話中常被誤會性別或年齡

☑ 吞嚥困難、頸部腫塊、痰或口水中帶血絲

☑ 嗓音改變合併呼吸不順或呼吸困難

上述提到的症狀，若經常出現或持續兩週以上，一定要盡速就醫檢查，或是尋求語言治療師評估發聲方式是否有問題，才能早期發現早期治療喔。

Dr Voice 小提醒

就醫檢測前，建議自行空腹兩小時以上

　　英文格言有云：「seeing is believing.（眼見為憑）」。當病人因為嗓音異常就醫時，最重要的檢查之一，便是進行咽喉內視鏡檢查，詳細觀察聲帶的外觀與活動；更進一步還可以進行閃頻攝影，透過特殊光源成像，檢查聲帶發聲時振動的規律性與柔軟度。不過，檢查需要從鼻腔或口腔進行，咽喉較為敏感的病人，可以考慮就醫前自行空腹兩小時以上，以免因為內視鏡檢查時咽喉不適，無法順利完成檢查。

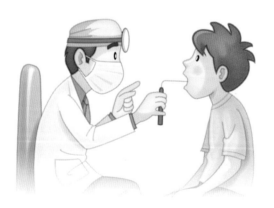

詳細的檢查有助於釐清嗓音問題並對症下藥。

3. 自我檢查不求人，
10 個問題幫你篩檢嗓音狀況

「說話時好像聲音怪怪的，該不該看醫生呢？會不會浪費醫療資源啊？」

你是否有過這樣的經驗，覺得嗓音時好時壞，不確定嗓音狀況到底有沒有問題？也不知道到底該不該就醫呢？遇到類似的情況時，我們可以使用問卷來輔助評估個人主觀的嗓音狀況，包括身體、功能、心理情緒、生活品質……等不同面向，同時了解嗓音異常的嚴重程度。目前最為常用的問卷是**嗓音障礙指標**（Voice Handicap Index, VHI）和**嗓音相關生活品質**（Voice-related quality of life, V-RQOL）這兩份問卷。其中，VHI 問卷是 Jacobson 等人於 1997 年所建立的嗓音自評表，包含 30 道問題，以 0 ～ 4 分的方式計分，測量嗓音對身體、情緒、功能等三大層面的影響；而 V-RQOL 問卷則是 1999 年由 Hogikyan 等人設計，其中含有 10 題關於嗓音對生活品質的影響，計分方式為 1 ～ 5 分，均可作為病人自

我評估或是醫師、治療師臨床診療的參考。

以簡易版 VHI 問卷自我評估既快速又有效

為了便於使用，Rosen 等人於 2004 年開發了簡易版的 VHI 問卷（VHI-10），將原有的 30 題問題濃縮成 10 題，不僅維持原有的信度與效度，填寫起來也更為方便快速。

讀者可以試著填寫下方這份華語版 VHI-10 *，來了解自己的嗓音狀況。

根據國內外的研究顯示，VHI-10 的總分若超過 10 分，就表示很可能有嗓音異常的狀況，建議就醫接受詳細的檢查。對於需要接受治療的病人，同樣也可以透過治療前後的問卷分數，了解病人主觀感受上是否有明顯進步。

華語版 VHI-10*

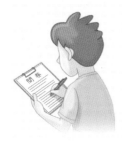

請試著填寫下方題目來了解自己的嗓音
狀況，評估方式為：
0 分表示【沒有】1 分表示【很少】
2 分表示【偶爾】3 分表示【經常】
4 分表示【總是】

（　）1. 我的嗓音很難讓人聽清楚

（　）2. 在吵雜室內，別人很難聽懂我說什麼

（　）3. 嗓音問題限制了我的個人與社交活動

（　）4. 嗓音問題使我無法與人順利交談

（　）5. 發出聲音或是說話讓我覺得很吃力

（　）6. 我無法預測什麼時候嗓音會清楚

（　）7. 我的嗓音問題讓我很困擾

（　）8. 我的嗓音問題使我覺得有障礙

（　）9. 別人常問：「你的聲音怎麼了？」

（　）10. 我的聲音問題影響了我的收入

*王南梅、黃國祐、 蘇茂昌及辛宗翰（民 100 年）。＜華文版「嗓音
障礙指數量表」(VHI-10) 發展與驗證＞見《臺灣耳鼻喉頭頸外科雜誌》
46(4): 190-196.

Dr Voice 小提醒

AI 已可正確分辨異常與正常嗓音

　　在人工智慧（AI）的年代，已經有許多研究試著透過電腦化分析嗓音，找出潛在的嗓音疾病。我們的研究團隊與中央研究院、元智大學、陽明大學合作，從 2016 年起應用深度學習網路（Deep learning network），分析嗓音異常與正常之錄音。結果發現，AI 準確性高達 90 ～ 94%。隨著電腦科技的突飛猛進，相信在不久的將來，電腦醫師也可以協助篩選出嗓音有異的個案，早期轉介就醫，並且早期接受治療。

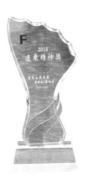
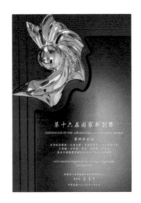

4. 該跟醫師說什麼？
專業看病指引報乎你知

「治療師，我除了聲音沙啞外，鼻子也怪怪的。」

「你上次看診有跟醫師說嗎？」

「啊～～～我緊張到忘記講了！」

你有沒有類似這樣的經驗呢？本來有好多的問題想要請教醫師，看到診間外面大排長龍，人滿為患，好不容易見到醫師，就什麼都忘了說……等到離開診間之後才想起來，只好帶著滿腹的疑問回家。由於**嗓音異常需要合併考量主觀與客觀的評估判斷，如果能提供更多資訊，有助於醫師與語言治療師更快、更精準地掌握您的病況、了解您的困擾！**

就醫前最好準備以下訊息供專家評估

為了讓就醫更有效率，我們整理了以下資訊，方便有疑慮的人在就診時，可以提供相關資訊給醫師和語言治療師參考：

就醫前先思考以下問題：

✓ **嗓音沙啞多久了？**

時間長短越精確越好，盡量避免「好幾年」「很久以前」「有印象以來」等籠統的描述。

✓ **嗓音沙啞是怎麼發生的呢？**

是突然發生的，還是越來越差？有沒有什麼特殊的事件造成聲音突然改變？例如：參加某個活動、大聲吼叫吵架、唱卡拉 OK、喝酒、嘔吐……等。

✓ **什麼時候嗓音沙啞、喉嚨不適的狀況比較嚴重？**

例如：有的人早上起床時聲音最差，有的人則是說了一整天的話以後。

✓ **平時用聲的需求如何？**

例如：教師的用聲對象大多為一群學生，家庭主婦則是整天都要在家和小寶貝說話；業務的話，可能是要在開放的空間和一、兩個客戶說明產品……等。

✓ **除了嗓音沙啞，還有哪些嗓音症狀？**

例如：音域變窄、高音上不去；或是喉嚨常有異物感；說話時容易破音；容易覺得嗓音疲憊等，以及出現的頻率如何？

✓ **有沒有其他的內外科病史？**

例如：良性或惡性腫瘤、腦神經或腦血管疾病、內分泌、心血管疾病、過敏、氣喘、免疫疾病等，如果有接受過手術，則需要特別留意手術後聲音情況是否有改變。

✓ **是否有抽菸、喝酒或特殊的飲食習慣？**

例如：喜歡喝茶或咖啡、吃辣。

✓ **會不會影響進食或呼吸？**

例如：吃東西容易嗆咳，或是呼吸常會喘不過氣等。

✓ **有無長期或近期使用的藥物？**

例如：荷爾蒙、抗血小板藥物、氣喘或其他吸入型藥物。

✓ **聲帶是否曾經開過刀，或是接受嗓音相關的治療？**

例如：顯微手術或是嗓音復健。

✓ **嗓音沙啞對日常生活的影響如何？**

例如：有的人會因為嗓音問題影響收入；有的人是因此不想要和他人說話；有些人則會因此情緒低落。

有這麼多的資訊要說，若是忘記了怎麼辦？

在我們的嗓音特別門診有提供一份問卷，讓初次就診的病人填寫，請大家能多一點耐心逐一完成，因為每一個問題都與嗓音障礙息息相關，也會影響醫師後續的診斷與治療建議喔！

Dr Voice 小提醒

嗓音門診也要「望聞問切」

　　現今的西方醫學看診技巧，與中國古典醫學講究「望聞問切」的精神，其實有異曲同工之妙。對嗓音疾病來說，「望」即看病人神色外貌可以察覺出神經學異常，例如，腦中風後遺症、肝功能異常，甚至是自體免疫疾病等；「聞」則是上文所提的，聽病人自訴症狀與不適之處何在；「問」則是根據病人提供的資訊，再進一步問可能的原因，例如，懷疑聲帶麻痺的病人會特別問到腫瘤、外傷、手術等病史，懷疑聲帶長繭的個案則會特別重視聲音的使用量；「切」在中醫指的是把脈，在音聲醫學則可以泛指咽喉目視或內視鏡檢查及聲學測量等。透過一系列的診查，才能正確判定病人的病因並給予治療上的建議。

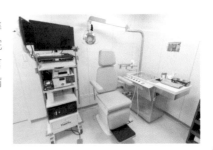

嗓音異常就診時，建議事先準備完整的資訊，並尋求設備完善之醫療院所，讓醫師與語言治療師能快速且精準地掌握病況。

5. 一探究竟！
專業的嗓音檢查與評估

「一定要做內視鏡檢查嗎？」

「我上次照胃鏡，快要嚇死了！可以不要做內視鏡嗎？」

因嗓音問題到耳鼻喉科或是嗓音特別門診求診時，醫師與相關專業人員會針對病人的嗓音做一系列的詳細檢查，以了解嗓音的全面狀況與影響。檢查的內容除了詢問病史、過去與目前症狀、生活作息及用聲習慣之外，還會進行一系列的儀器檢查，包含：內視鏡檢查、聲學分析與氣動學分析等。

內視鏡評估和檢查重點

內視鏡檢查是最直接觀察聲帶構造、振動與閉合情況的檢查方式，可分為硬式和軟式內視鏡。一般來說，硬式喉內視鏡畫質較為清晰，但對於咽喉較敏感的病人，則可選擇用軟式鼻咽喉內視鏡來做檢查。檢查重點如下：

1. 聲帶邊緣是否平整

常見的疾病如結節、息肉等，往往在聲帶邊緣就可以看到明顯的突起。

2. 兩側聲帶是否能正常開合活動

這個簡單的動作反應的是聲帶的神經控制功能，當聲帶無法正常開合時，稱作聲帶輕癱或麻痺，最常見的原因包括腫瘤（如，肺癌、食道癌、甲狀腺癌等）壓迫控制喉部肌肉活動的喉返神經，或是因為頸部、胸部的手術（如，肺部、食道、心血管、甲狀腺等手術）傷及神經。如果沒有上述疾病或手術史，則需安排頸部加上胸部的斷層掃描，來排除潛在腫瘤的可能性。

3. 觀察聲帶發聲時的振動情形

醫學上稱為黏膜波（mucosal wave），常用頻閃光源內視鏡（stroboscopy）來做檢查，可以進一步看出聲帶的柔軟度、隱藏在表皮下的病灶、以及腫瘤侵犯深度等細微卻十分重要的資訊。

其他輔助檢查──聲學分析

　　除了內視鏡檢查外，嗓音評估還有些其他輔助的檢查方式，例如，聲學分析（acoustic analysis）可透過錄音儀器與電腦軟體，將病人的音質以不同參數呈現，常用的指標包括：音高（pitch）、音量（loudness）、嗓音擾動值（vocal perturbation）與嗓音訊號中噪音所占的比值等（下圖）；而對於歌手或演員等音質需求較高之病人，還可以搭配使用音域圖（phonetogram），分析各個音域所能唱出的最小與最大音量範圍，對評估也很有幫助。另一個評估則是氣體動力學檢查（aerodynamic measurement），透過儀器測量說話時

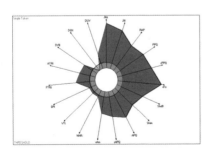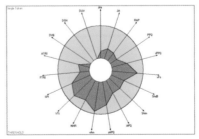

使用多向度嗓音方案（the Multidimensional Voice Program®, MDVP）進行聲學分析：左圖為異常嗓音分析之範例，其中多項聲學參數之數值偏高，顯示音質不穩定。右圖為正常的嗓音表現。

氣流速度、氣流量及發聲時所需要的壓力，可以間接測量聲帶的柔軟程度與兩側聲帶密合程度，也能客觀反應病人發聲時的費力程度。

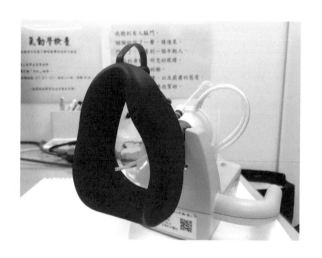

發聲氣體動力學系統（Phonatory Aerodynamic System, PAS）

　　這一系列的檢查雖然複雜，但對於嗓音評估卻是各有各的角色，讓嗓音不只是用耳朵來聆聽、區辨，也能具體地以圖像或是數據加以分析，全面呈現嗓音的樣貌。

6. 原因大不同，不只長繭會燒聲

「我聲音沙啞已經快要一個月，是不是長繭了？」

長繭是聲帶常見的疾病，特別容易出現在老師或歌手等職業上需要大量用聲的族群。除了長繭以外，還有其他許許多多的喉部問題，甚至是生理或心理上的改變，都可能會使我們出現嗓音異常的症狀。因此，醫療上常把嗓音異常分為兩大類，分別是器質性（Organic）和功能性（Functional）嗓音異常。

器質性嗓音異常

器質性嗓音異常係指因呼吸系統、喉部或聲帶等組織在生理上的改變，導致嗓音異常；依照原因還可以再分為構造性（Structural）與神經性（Neurogenic）。**構造性問題**如聲帶水腫、聲帶結節、聲帶萎縮……等，是**因為聲帶組織的變化而導致**嗓音異常；而**神經性問題**則是指聲帶構造正常，**但因中樞或周邊神經系統異常而引起**發聲障礙，如，聲帶痙攣、聲帶麻痺……等。

功能性嗓音異常

功能性嗓音異常則是指**聲帶構造與神經系統都是正常的，但由於嗓音的誤用或濫用，而導致的嗓音障礙**。例如，嗓音疲憊、肌肉緊張性發聲障礙等。另外，有些病人是因為焦慮、憂鬱或壓力過大等心理因素，而導致失聲（Aphonia），稱之為**心因性嗓音異常**，同樣屬於功能性嗓音異常的一種。

同樣是聲音沙啞，**處置方式會因為不同的成因而大相逕庭**。舉例來說，結節的病人應該要適度地禁聲休養，而聲帶老化的病人，反而會建議多使用嗓音，避免產生失用性的退化（Disuse atrophy）。再舉一個例子，聲帶麻痺的病人因為聲帶閉不緊，可以考慮施打玻尿酸來填充聲帶的縫隙；反之，如果是因為長期抽菸造成聲帶充血水腫，再打玻尿酸只會讓發聲更為困難，應該考慮手術移除聲帶發炎增生的組織才能有效改善嗓音品質。

由於聲帶位於咽喉深處，不像四肢或皮膚可以直接觀察到異狀；因此，當聲音出現異常，尤其是兩週以上沒有改善，一定要求助於耳鼻喉科醫師與語言治療師的專業檢查與評估，確定聲音沙啞的成因，才能夠給予最合適的治療安排與規畫。

7. 你的苦，嗓音都懂

「昨晚應酬喝多了，加上睡眠不足，喉嚨乾乾、聲音啞啞的真難受。」

各位讀者是否有過這樣的經驗，只不過一兩天沒睡好或睡不飽，隔天聲音就有點怪怪的，講話容易累，或是唱歌高音飆不上去。這是因為喉部是個敏感的器官，一點點生理上的不適，就有可能反應在嗓音上。

嗓音異常的可能原因

不只睡眠問題，舉凡肩頸痠痛、胃食道逆流、內分泌功能失調或上呼吸道感染，都可能造成嗓音異常或是間接加重嗓音症狀。

胃食道逆流

罹患有胃食道逆流（gastroesophageal reflux disease, GERD）的人，當症狀向上延伸到咽喉部時，醫學上稱此為喉咽逆流（Laryngopharyngeal reflux, LPR），常出現聲音沙

啞、咽喉異物感、反覆清喉嚨、吞嚥不適、慢性咳嗽等症狀。

內分泌失調

　　內分泌功能也是影響嗓音的原因之一，例如，甲狀腺分泌不足，會導致聲帶水腫，使音調降低；甲狀腺分泌過多，形成甲狀腺腫大，嚴重者可能會壓迫喉部，造成喉部有異物感、吞嚥不適，或是壓迫喉部神經造成聲帶萎縮，導致說話容易有氣息聲及音量變小。

　　此外，嗓音音質也可能因為月經週期中荷爾蒙的改變，造成聲帶充血或水腫，進而影響音質。

上呼吸道感染

　　上呼吸道與嗓音的問題更是息息相關。國人常有過敏或氣喘的問題，其中，過敏性鼻炎會使鼻腔充血、腺體黏液分泌增加，倘若鼻涕倒流入咽喉刺激黏膜，可能帶來喉部異物感、發聲不適等症狀；而治療過敏的口服藥物也可能造成喉部黏膜乾燥，使聲帶振動不易或有異物感。氣喘常用的類固醇吸入劑也可能引起咽喉黏膜的念珠菌感染，或是聲帶表皮的萎縮。

壓力或創傷

心理壓力或心理創傷也可能反映在嗓音上，情緒變差或壓力變大都可能加重原本嗓音異常的嚴重度。這是因為當我們處在壓力或焦慮、緊張的情緒下，全身肌肉會隨之緊繃，間接使喉部發聲時，聲帶肌肉張力增加，導致嗓音緊繃、沙啞、發聲不易等症狀，長期下來會造成肌肉緊張型的嗓音問題，甚至傷及聲帶。

生活習慣

不良的生活習慣同樣也是影響嗓音的重要因素之一，例如，抽菸或長期接觸二手菸、睡眠障礙、吃消夜等，都可能造成嗓音異常。香菸在高溫加熱後會釋放出尼古丁與許多化學及致癌物質物質，不只刺激聲帶黏膜，使聲帶水腫、充血，長期吸菸更可能引發細胞變性與癌化。睡前吃東西容易引發胃酸逆流，造成喉部不適與異物感，嚴重時甚至會造成咽喉的接觸性潰瘍。此外，睡眠不足或睡眠習慣驟變，也會讓白天不停說話累積的傷害來不及在睡眠時修復，除了使音質產生細微的變化，也可能影響聲帶的控制力，或是反應在唱歌的音域與音色。

想不到吧！會造成嗓音改變的原因，可不只是「嗓音誤用或濫用」而已，生活中的大小事都可能對我們的嗓音帶來影響呢。

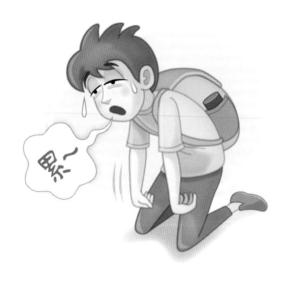

壓力大，也可能會對嗓音造成負面影響

8. 天使臉孔，魔鬼嗓音！
孩子也會嗓音異常？

「我家妹妹一生氣就會尖叫不停，高頻率的聲音都快要衝破我的耳膜了。」

你知道嗎？嗓音異常不是大人的專利，孩子們也常有嗓音問題喔。根據不同的調查方式與定義，兒童嗓音異常的機率可能高達 23%，對兒童的影響不容小覷。

醫學研究指出，嗓音異常不僅會限制兒童在學校教學活動的參與度，干擾課業學習的注意力，還可能使兒童容易焦慮、退縮，或出現挑釁的行為，影響教師或其他人的觀感。甚至有研究發現，在嗓音有問題的兒童中，有 45% 的兒童表現出個性激動、具攻擊性及過度焦慮等情緒問題；70% 有家庭衝突，容易與同儕及手足起爭執。

由此可見，兒童的嗓音問題不僅會影響聲音，同時也可能是造成兒童心理或情緒障礙的原因之一，無論對家長或是醫師來說，都是一個不容忽視的問題。

值得注意的是，國外的研究顯示，有嗓音問題的兒童中

只有5％曾經尋求醫療協助，希望讀者看完本章介紹後，能夠轉達這些重要的資訊給周遭有需要的親友們。

矯正用聲習慣可以讓家裡的小寶貝發出天籟美聲

　　兒童嗓音異常的成因可以再細分為構造異常和機能異常，構造異常如，聲帶蹼、喉頭狹窄、軟喉症、聲帶麻痺、乳突瘤、裂顎、腦性麻痺等。這類的問題，通常能在出現症狀的第一時間就被診斷出來，進而接受醫療處置；而機能異常則是指原本聲帶功能正常，卻因為嗓音濫用（例如，大喊、尖叫）而造成嗓音問題。由於兒童的自我控制能力不如成人那般成熟，往往需要父母、學校老師或是其他照顧者一同努力，時時叮嚀小朋友控制說話方式，才能夠逐漸地恢復正常。

　　針對兒童嗓音濫用最主要的治療方式包括：**建立正確的用聲習慣與改變錯誤的說話方式，兩大要素缺一不可。**為了避免嗓音問題影響孩子的學習與人際互動，家長可以隨時提醒孩子注意自己的嗓音問題，例如：把提示圖卡（右頁圖）放在孩子的書桌上，也可剪下來當成個別的小卡與孩子互

動，如此一來，不僅可以提高孩子對說話習慣的覺察力，也
能夠**訓練孩子對自己身體健康負責任**喔！

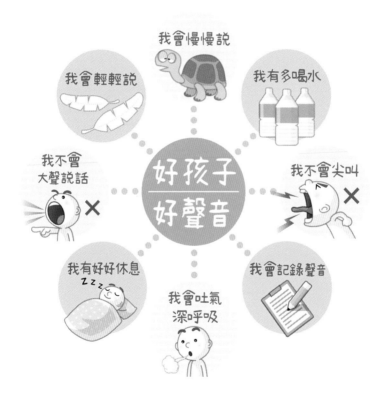

家長與老師可以利用這張圖提醒孩子保護嗓音

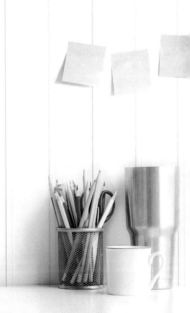

PART2
發聲基礎篇

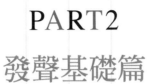

1. 聲音是我們的第二張臉

「昨天一整天在海邊講解生態，不知道是吹到風，還是晚上吃太多花生鎖喉了，現在連一句話都說不完。」

嗓音對人類的社會文化有其獨特的功能，有時代表一個人的性格，有時反應一個人的情緒、身體及心理狀況。不僅日常與家人朋友的互動，需要良好的嗓音作為媒介；隨著社會的變遷，越來越多的工作需要依賴良好的嗓音，舉凡教師、業務、講師、歌手、演員、主持人、有氧教練、主播、記者、經理、客服人員、導遊、電訪專員、配音員，還有近年來的新興行業 YouTuber、實況主和 Podcaster，都是靠嗓音吃飯的職業用聲者。

此外，媽媽、主婦，甚至年長的退休族群，也同樣需要良好的嗓音品質，一旦嗓音出現問題，不僅無法符合日常生活的需求（如，管教小孩、親友對話溝通等），也可能影響到整體的生活品質。

究竟我們是怎麼發出這獨特的嗓音呢？

說到嗓音，就一定要認識三大系統——呼吸系統、發聲系統、共鳴與構音系統。其中，呼吸系統提供能量來源與氣流，發聲系統由聲帶產生振動；咽喉、頭腔產生共鳴，牙齒與舌頭負責發出不同母音與子音時所需要的位置與形狀。我們可以用管樂器來比喻，呼吸系統由肺部吸進空氣，吹出的氣流振動樂器的吹嘴或簧片（類似聲帶），產生的音波透過樂器本身的形狀與手指按的位置而有了不同的共鳴音色與音高（類似頭、口、咽共鳴腔）。

接下來，讓我們一起來了解一下聲帶的構造與發聲的原理吧！

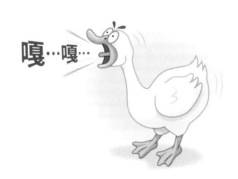

2. 吸飽氣，讓你中氣十足！
呼吸是說話最重要的能量來源

「呼呼呼～～～等等再說，先讓我喘一下！」

你是否注意到，喘不過氣時，我們很難好好說話，更不要說是唱歌或表演，這是為什麼呢？說話或是唱歌時所發出的聲音，靠的是聲帶振動並藉由空氣傳導所產生的音波；那麼，振動聲帶的能量又是從何而來呢？答案就是**呼吸器官**。

呼吸系統健全，肺活量自然大

呼吸器官：包括肋骨以及肋骨間的肌肉、橫膈膜、氣管、肺部、腹肌等。吸氣時，橫膈膜會下降，胸廓上抬，胸腔容積擴大，氣流由鼻腔（或口腔）經由氣管進入肺部；呼氣時相反，橫膈膜上升，胸廓下降，胸腔容積變小，氣流往外流出肺部。當我們在平靜呼吸（沒有說話）時，吸氣時間較長，屬於無意識的行為，吸氣呼氣比約 40%：60%，每次吸氣吐

氣的量大約是 500 毫升，差不多就是手搖飲中杯的容量；而在需要說話時，則是屬於有意識的控制呼吸，一次呼吸循環中吸氣比例減少（吸氣 10%、呼氣 90%），由於需要更多的氣流振動聲帶，說話時每次換氣的體積可能高達 1,000 毫升，跟市售大瓶牛奶的容量差不多。

呼吸系統對說話的重要性，就跟車子的排氣量一樣，越多空氣流經引擎，便能燃燒更多汽油，產生更大的動力。所以肺活量大的人，就像是車子的排氣量，3,000CC 大車的馬力一定遠遠超過 1,600CC 的小車。

呼吸系統是發聲的能量來源

吸氣 呼氣

肺 肺

橫膈膜 橫膈膜

橫膈膜下降 橫膈膜上升

呼吸系統對說話的重要性，就跟車子的排氣量一樣，肺活量夠大，說起話來就「中氣十足」。

「中氣不足」就會「氣若游絲」

我們可以用一個很簡單的例子，說明呼吸（肺活量）對於發聲的重要性。如果讀者中有家人朋友動過胸腔或是腹腔的手術，一定會注意到手術後親友的聲音似乎變小了，氣也變得很短，一句話不能說得太長；這是因為手術後吸氣時牽動到胸腔或腹部的傷口，造成吸氣變淺。少了足夠的空氣推動聲帶，音量自然也就減小了，正所謂「中氣不足」而導致「氣若游絲」。

同樣的道理，當呼吸不順暢或是運動完很喘的時候，唱歌或說話都相對困難一些；這也是為什麼很多歌手在開演唱會或表演前，需要提早很長一段時間鍛練肺活量，以維持良好的呼吸支持。同理，醫師與語言治療師也時常**建議嗓音異常的病人放慢說話速度，一口氣不要講太長**。因為當說話速度太快，自然會減少換氣的次數和時間；急著講完很長的句子，容易出現話還沒講完就把氣用盡了的情況，此時會不自覺地將喉部肌肉緊閉來維持發聲所需的氣壓，造成喉部負擔加重，更可能導致發聲過度緊繃的後遺症。

想要有好嗓音嗎？先練好肺活量吧！

3. 小聲帶，大學問！神奇的聲帶

「感冒為什麼常會燒聲呢？」

聲帶的位置在氣管的最上方，由左右兩片皺褶狀上皮組織構成，堪稱是人體最特別的器官之一。前後的長度在成人大約是 1.5 公分（女性）～ 2 公分（男性），厚度則只有 0.5 公分左右。聲帶前方接在甲狀軟骨（thyroid）上，也就是男性喉結的那塊軟骨；聲帶後方則接在一塊小小的杓狀軟骨（arytenoid），杓狀軟骨類似馬鞍坐在環狀軟骨（cricoid）上，透過杓狀軟骨與環狀軟骨間這個神奇的關節，讓聲帶可以左右、前後，甚至高低調整位置。

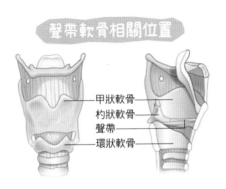

聲帶軟骨相關位置

甲狀軟骨
杓狀軟骨
聲帶
環狀軟骨

　　可別小看這薄薄的兩片聲帶唷！在顯微鏡下，它的結構可是包含了表皮層、皮下組織（淺固有層）、聲帶韌帶和聲帶肌。這之中最重要的，當屬皮下層與聲帶韌帶，聲帶皮下層的正式醫學名稱叫作淺固有層（superficial lamina propria），富含疏鬆柔軟的彈性纖維組織、細胞外液，又稱做「Reinke's space」；而聲帶韌帶（vocal ligament）主要是由緊密的膠原纖維組成，硬度較大，可以調節發聲時的張力而發出不同的音高。

人體內天天發生的「白努利定律」

　　我們在前面的章節介紹過，發聲時，氣流從肺部呼出，此時我們的大腦下指令讓聲帶從原本靠外側分開的「稍息」位置，往中間靠攏，變成「立正」姿勢（如下圖）。當氣流

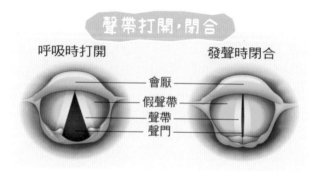

聲帶打開，閉合

呼吸時打開　　　　　　　發聲時閉合

會厭
假聲帶
聲帶
聲門

通過靠攏的聲帶時，隨著壓力逐漸增加，氣流將聲帶的表皮層與皮下層往外吹開（下圖右側），深層的韌帶與肌肉則維持固定的張力，不參與聲帶的波動。這就像是穿著寬鬆的褲子時，風只會吹動表面的衣物（聲帶表皮與皮下層），包在衣服裡面的腿（聲帶韌帶與肌肉）則不會被風吹動。

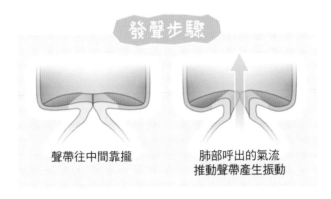

發聲步驟

聲帶往中間靠攏　　肺部呼出的氣流推動聲帶產生振動

　　當聲帶表層被氣流吹開後，空氣快速通過聲帶中間狹窄的縫隙，因而產生向內的吸力，把往外吹開的聲帶組織向中間吸進來，這便是物理學上著名的「白努利定律」。各位讀者如果有搭乘火車或高鐵的經驗，一定曾經注意過，兩輛列車快速會車時，會感覺到車子互相靠攏，彷彿要被吸進去一樣，這便是白努利定律在日常生活中最常見的例子之一。

黏液過多或太乾都會影響發聲

　　不過，聲帶更厲害的地方還不僅僅於此。大家知道嗎？聲帶開合振動的頻率在成年男性超過每秒 100 次，女生則是再加上一倍，每秒可達 200 次以上；因此檢查時需要特殊的設備才能夠觀察到聲帶的振動閉合。此外，像引擎運轉需要機油潤滑一樣，聲帶的表層也有一層薄薄的黏液，由水分和多醣體組成，讓聲帶能夠維持正常的波動，不致於因為過度碰撞摩擦而造成損傷。因此，**若發生呼吸道感染，使黏液分泌增加，或是空氣中濕度減少、口乾舌燥、攝取過多含咖啡因的食物時，都會改變黏液的成分以及黏稠度**，進而影響到聲帶規律的開合振動，造成發聲困難或有音質上的變化。

　　神奇吧，薄薄的兩片，竟然是我們發聲的關鍵。

4. 手機有手機殼，聲帶也有專用保護盾

「為什麼電影裡壞人被武功高強的主角用手刀攻擊喉結時，常會痛到發不出聲音，難道是聲帶被擊中了嗎？」

我們的聲帶坐落在喉部的正中央，四周與聲帶有關的軟骨共有9塊，軟骨之間有彈性膜及韌帶相連接，再加上肌肉與黏膜組織，構成了複雜且精細的喉部結構。9塊軟骨中最大塊的是甲狀軟骨，位在喉部的正前方，呈盾牌狀，可以保護聲帶與氣管，也就是前述提到電影中攻擊喉部的位置。上緣凹陷處即為男生的喉結（Adam's apple），也稱為甲狀切跡（thyroid notch），女生的角度則沒有這麼明顯；在甲狀軟骨正下方的軟骨是環狀軟骨，環狀軟骨後側上方有一對三角形的杓狀軟骨，杓狀軟骨一面連接環狀軟骨，另一個端點連接聲帶，當杓狀軟骨移動位置時，聲帶會隨之拉長或縮短，進而改變聲調高低。

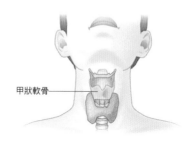

甲狀軟骨

喉部與聲帶有關的軟骨共有9塊，其中最大塊的是甲狀軟骨。

甲狀軟骨位置示意圖

　　此外，在喉部軟骨中，還有個相當特別的軟骨——會厭軟骨，雖然與發聲說話沒有直接關係，卻肩負了吞嚥時保護氣管與呼吸道的重要功能。會厭軟骨位於舌根的下方，附著於甲狀軟骨之內側，會厭軟骨就像是保護氣管的蓋子，在我們吞嚥，喉部上抬的動作可以引導會厭軟骨往下往後反摺，蓋住喉部（氣管）上方，防止食物掉入氣管內。

　　為了保護我們神奇的聲帶，人體可是做足了功課，上帝造人真不容易，你說是不是？

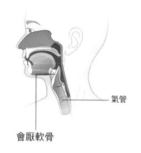
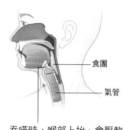

氣管

會厭軟骨

食團

氣管

吞嚥時，喉部上抬、會厭軟骨反折，避免食物掉入氣管

會厭軟骨位置與功能示意圖

5. 人體樂器 —— 共鳴讓你與眾不同

「讓我們互道一聲晚安！」

「動資動資、不貲可貲、可貲不貲可貲……」

神奇吧！從小哥費玉清的輕柔歌聲，到流行時尚的 B-BOX，竟然都是人聲所發出的，而模仿藝人又是怎麼一人分飾多角，模仿不同的聲音表演呢？難道他們有好幾個聲帶？其實不然，會有這些變化，除了聲帶的控制外，靠的就是共鳴的魔力啊！

發出美聲的三大關鍵：呼吸、振動、共鳴

人體的發聲系統包括三大部分，分別是呼吸系統（提供氣流與能量來源）、聲帶振動，以及共鳴系統（增強與修飾音色）。其中，共鳴系統又可以再分為口腔、咽喉和鼻腔三大共鳴腔體。一般來說，口腔的共鳴是說話時運用最多的部分，也是語言治療師建議使用的區域；然而對愛唱歌的人來說，咽喉與頭腔（鼻腔、上頜竇、額竇、蝶竇）的運用就更顯重要了。

　　發聲時聲帶振動的頻率又稱作基礎頻率，一般來說，在成年女性大約是 220 赫茲（Hz），也就是每秒開合振動 220 次的意思；在男性則大約是 120 赫茲。對應到鋼琴的琴鍵音高的話，中央 C4（Do）大約是 260 赫茲，往下兩個音 A3（La）大約就是 220 赫茲。中央 C 低八度音的 C3 再往下一個音 B2（Si）就差不多是男生的基礎頻率（120 赫茲）。

　　聲帶發出的聲波除了開合振動的基礎頻率外，也會有基礎頻率整數倍的泛音（overtones）一起向外傳出，這一整組不同倍數頻率的組合又稱為諧波（harmonics），經過口腔和頭腔等共鳴腔後，會增強某些特定的頻率，稱之為共振峰（formants），不同的諧波與共振峰除了讓我們能夠分辨發出的聲音（如母音 a, e, i, o, u），更能創造出更多元的嗓音音色。

　　除了說話、唱歌，舉凡樂器演奏與動物的叫聲，甚至是機器運轉的聲音，都能夠透過聲帶與共鳴的調整，模仿得惟妙惟肖。而對於職業用聲者來說，共鳴腔的運用就更顯重要，共鳴發出的聲波不只能讓聽的人聽得更清楚，說話、唱歌更輕鬆，音色也更多元、美妙。

　　想要發出曼妙的嗓音，需要呼吸、振動、共鳴這三個系統彼此各司其職，交互作用協調，缺一不可喔。

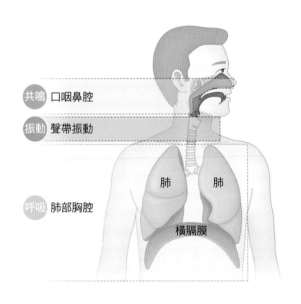

共鳴　口咽鼻腔

振動　聲帶振動

肺　　肺

呼吸　肺部胸腔

橫膈膜

發聲功能包括呼吸、振動、共鳴三大系統

6. 獅吼功是怎麼回事？

「長板橋頭殺氣生，橫槍立馬眼圓睜。一聲好似轟雷震，獨退曹家百萬兵。」

小說《三國演義》中提到，蜀國名將張飛在長坂坡橋上，隻身抵抗曹操大軍追擊，他對著敵軍大聲喝斥：「燕人張翼德在此！誰敢來決死戰？」竟嚇得敵方將領墜馬而亡，大軍不敢前進。這威震八方的獅吼功究竟是怎麼回事？我們的聲帶是怎麼發出大小不同的聲音？

說話不要太大聲，容易造成聲帶受傷、水腫

根據前面章節介紹過的發聲原理，聲帶振動並非像電動門單純的水平開閉，而是呈現立體性的複雜運動。當空氣從肺部往外呼出，從兩側聲帶間的縫隙處壓擠，壓力增強的結果，會將聲帶往外、往上推開，呼出的氣流快速往外流出，聲帶下方的壓力也隨著降低，使聲帶反方向往中間彈回來，回復到原來靠攏的位置。

　　回到本文的主題，音量大小與聲帶振動時往外打開的程度成正比，當肺部儲存越多空氣，推動氣流的壓力越大，聲帶往外打開的幅度越大，便有越多氣流在打開的一瞬間通過聲門，音量也就越大。反之，當肺部氣流較小，聲門下壓力減低，聲帶被氣流往外吹開的幅度較小，音量則會降低。這也是為什麼醫師與治療師總是勸大家說話不要太大聲，因**為大聲時，聲帶瞬間打開與合起來的程度越大，就像用力拍手一樣，當兩側聲帶碰撞得特別用力時，很容易造成聲帶受傷、水腫，甚至是微血管破裂出血。**

懂得運用共鳴與嗓音投射技巧，才是真厲害

　　透過上面的說明，相信讀者應該都了解獅吼功真正的訣竅在於充足的肺活量，並且善用胸部與腹部的肌肉，維持發聲時穩定的氣流與足夠的壓力。此外，善用共鳴與嗓音投射的技巧，也可以在不增加聲帶振動（音量一樣）的前提下，讓聽的人聽得更清楚，事半而功倍！在 20 世紀麥克風普及以前的歌唱家，都必須要學會運用咽喉的共鳴，讓歌聲的共鳴集中在人耳聽覺最敏銳的區域（大約是 3,000 赫茲），一旦掌握了這種技巧，不管樂團伴奏的聲音再大，歌聲都能被

觀眾清清楚楚的聽見。不曉得將近 2000 年前的張翼德將軍，
有沒有運用呼吸、共鳴與投射技巧；吼完後，會不會發生嗓
音沙啞的問題呢？

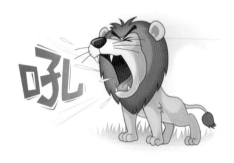

扯破嗓子亂吼亂叫，不僅有失威儀，還會讓聲帶受傷。

7. 我也想要迷人的海豚音！

「現在我要飆高音～～～啊啊啊～～～」

還記得海豚音王子 Vitas 嗎？這位 1981 年出生的俄羅斯男歌手，因為能唱出五個八度的音域（一般人約兩個八度音）及高音區的優美聲線，被俄羅斯奉為國寶級人物。Vitas 的海豚音是怎麼回事？也是聲帶發出來的嗎？

海豚音的發聲機轉

發聲機轉除了前面章節提到的氣流與肺活量之外，也需要喉部的肌肉群各司其職，分工合作，透過調整聲帶的位置、張力，讓我們能夠發出不同音高與音色的聲音。聲帶的肌肉，根據功能與對音高的影響，可以分為以下三大類：

1. 讓聲帶「稍息」（打開）的肌肉：
聲帶就像是氣管的大門一樣，正常呼吸時，兩側聲帶會打開，讓氣流能順利通過我們的喉部。我們的喉部只有一組肌肉負責這項重要的功能，叫做後環杓肌（posterior

cricoarytenoid muscle）（圖1），後環杓肌透過拉動杓狀軟骨，可以打開聲帶，讓呼吸時氣流能夠順利從聲帶之間的空隙（又稱作聲門）進入氣管。當我們需要大口呼吸時（如運動），聲帶則會開得更大，讓更多空氣能夠進出氣管與肺部。打個比方，平常廟宇參拜的信眾不多，只會開放一側的小門讓民眾進出，但是當碰上重要祭典人潮洶湧時，就需要敞開大門，才能讓眾多信徒能夠快速進出。

2. 讓聲帶「立正」（靠攏）的肌肉：

這類的肌肉共有兩組，分別為杓間肌（inter-arytenoid muscle）與側環杓肌（lateral cricoarytenoid muscle）（圖1、圖2），除了發聲時負責聲帶閉合，這組肌肉也肩負了另外一個非常重要的功能——保護氣管，不讓食物、水，以及任何外來物進入氣管內。相信各位讀者都有不小心嗆到的經驗，只要一點水或食物不小心進到氣管，便會引起身體極大的反應，使盡全力要把這些不速之客趕出氣管。為了避免食物誤入氣管的情況發生，我們的聲帶會像守門員一樣，在吞嚥的時候用力往中間靠攏，密合的聲帶把整個氣管的入口堵得死死的，一滴水都不能通過。

相較之下，這類的肌肉在說話時也會讓聲帶往中間靠

攏，但是不需要像吞東西時閉得那麼緊密。兩側聲帶只需要輕輕的碰觸在一起，讓氣流通過時能夠推開聲帶的表淺層，透過白努利定律與組織彈性，即可產生規律的波動。

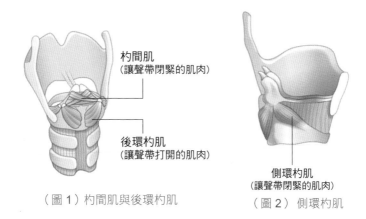

杓間肌
（讓聲帶閉緊的肌肉）

後環杓肌
（讓聲帶打開的肌肉）

（圖1）杓間肌與後環杓肌

側環杓肌
（讓聲帶閉緊的肌肉）

（圖2）側環杓肌

3. 調整聲帶鬆緊度（張力）的肌肉：

　　這組肌肉同樣也有兩組，其中環甲肌（cricothyroid muscle）收縮時，會讓聲帶拉長，自然音高也就提升了。而甲杓肌（thyroarytenoid muscle）收縮時，聲帶變短，發出的聲音就變得低沉厚實，類似板起面孔，壓低喉嚨時的聲音（下頁圖3、圖4）。

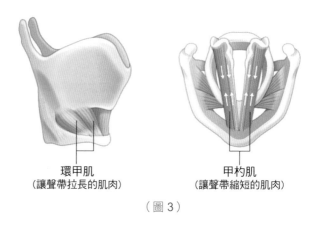

環甲肌
（讓聲帶拉長的肌肉）

甲杓肌
（讓聲帶縮短的肌肉）

（圖 3）

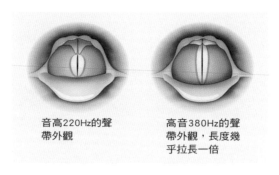

音高220Hz的聲
帶外觀

高音380Hz的聲
帶外觀，長度幾
乎拉長一倍

（圖 4）聲帶長度與音高的相互關係

　　回到大家最感興趣的海豚音，這種音色在歌唱的專業
術語稱作 Whistle register，顧名思義，whistle 就是口哨的意
思，因為這種音色就跟吹口哨的音高差不多，甚至可能超過
1,000 赫茲，比正常女性說話的聲音（約 220 赫茲）還要高
了兩個八度音以上。要發出這麼高的聲音，除了讓聲帶盡量
拉長繃緊之外，還需要有非常充足的肺活量與胸腔壓力，才

能讓氣流高速通過極小的聲門縫，振動一小部分的聲帶而發出超高音域。因此，下次聽到莫札特歌劇《魔笛》裡的著名花腔女高音橋段時，可千萬不要覺得每個人都做得到唷！這樣的能力除了天賦異稟外，更需要後天的勤加練習才能駕馭自如。

「假音」「氣音」發聲方式均不相同

　　另一個容易令人混淆的名詞是「假音」，很多人都誤以為假音就是聲帶上方的假聲帶振動所發出的聲音，或是聲帶根本沒有振動所發出的聲音。如果你也這麼覺得，那可就大錯特錯囉！首先，假聲帶只是單純的咽喉黏膜構造，跟聲帶完全不同，少部分病人可能因為聲帶有缺損（如，手術切除），不得已用假聲帶發出的聲音，非常的低沉而粗糙，跟「假音」細細柔柔的音色差了十萬八千里。

　　所謂的假音是從外文「falsetto」翻譯而來的，字根「false」便是「假」的意思。當我們發出假音時，氣流同樣通過聲帶產生振動，但是這種振動模式跟平常講話（或普通音域唱歌）的聲音不一樣。

　　一般情況下，聲帶振動會有大約一半的時間打開、氣流

通過，另外一半的時間則閉合，沒有氣流通過；而發出假音時，聲帶會拉長且繃得非常緊，只有一小部分的聲帶產生快速振動，正因為聲帶振動的幅度很小，所以假音的音量通常也較小；此外，發出假音時，兩側聲帶在振動過程中沒有完全的密合，持續都有空氣流經過聲帶，因此，一般未經訓練的假音聽起來會有點氣音或氣聲的特質。正因為如此，**平時如果太常用假音說話，很容易增加喉部肌肉負擔，造成聲帶或喉部肌肉緊繃**，延伸出其他的嗓音問題。

　　那麼，「氣音」又是什麼呢？跟「假音」有什麼不一樣呢？所謂的「氣音」，指的是當氣流流過聲帶，但聲帶沒有振動時所發出的氣流雜音，就跟電風扇吹出的風聲一樣，只能稍微調整大小聲，沒有辦法控制音高，跟假音還是不一樣唷！

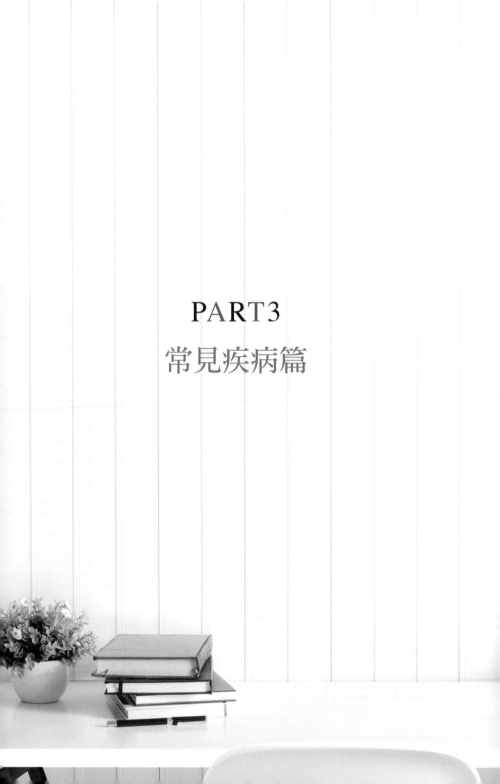

PART3
常見疾病篇

1.醫師說我的聲帶長繭，
是不是從此聲音沒救了？

「聽說嗓音復健能改善聲帶長繭，是真的嗎？」

聲帶結節（長繭）是指聲帶出現表皮和皮下組織慢性增生的變化，常發生在聲帶正中點到前三分之一處，就跟手上或腳上的繭一樣，這個位置也是聲帶振動時接觸摩擦最多的地方（圖1）。聲帶長繭常見於需要長期、大量說話的職業，如，老師、業務員、零售攤販、講師、導遊、運動教練等；而女性因為先天音調較高，聲帶長繭的機會也比男性高出許多，一般來說，女性與男性出現聲帶長繭的比例在9：1左右。

聲帶長繭有急性和慢性之分

　　臨床診察時常將聲帶結節分為急性和慢性兩種，急性聲帶結節呈現局部水腫、些微突起，對於聲帶黏膜波動的影響較小（圖1），常見於短時間內頻繁或大量用聲，例如歌

手密集練唱、老師趕課或準備運動會等。若持續過度使用聲音，聲帶則會逐漸纖維化（圖 2），出現表面增厚、凹凸不平等現象。這類慢性結節由於質地較硬、聲帶柔軟度變差，臨床上也稱作**硬繭，音質通常更為沙啞，常見於長期過量或不當用聲，缺少足夠休息、勉強繼續發聲等狀況**，例如幼稚園老師需要不停管教小孩、市場攤販需要大聲叫賣等。

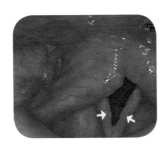

（圖 1）　**聲帶軟繭**

30 歲小學女教師，自覺嗓音沙啞已一、兩年，學期中都會有嗓音不敷使用、聲音沙啞、說話疲憊等症狀。就醫接受內視鏡檢查發現兩側聲帶在中點處有些微凸起，柔軟度與聲帶活動均正常，診斷為聲帶軟繭。

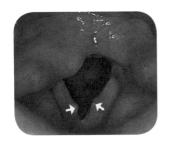

（圖 2）　**聲帶硬繭**

30 多歲女性，長期在市場叫賣，沙啞情況已超過 5 年以上，需要很用力才能發出聲音。就醫接受內視鏡檢查發現兩側聲帶明顯增厚，妨礙正常波動，診斷為聲帶硬繭。

破除聲帶長繭的迷思

不少民眾對於聲帶長繭存有許多似是而非的認知,例如:聲帶一旦長繭就不會好;聲帶長繭只能動手術開刀移除;或者是聲帶長繭是否有一勞永逸,聲音從此恢復正常的治療方式?以下就讓我們一一來破除這些迷思:

1. 聲帶一旦長繭就不會好?

各位讀者如果曾經有過彈奏樂器(如,吉他、提琴)或上健身房重訓的經驗,應該都有指尖或手掌皮膚增厚長繭的經驗。當我們長時間不再彈奏樂器或舉啞鈴,這些繭自然會隨著時間逐漸消失。同樣的道理,聲帶長繭也是起因於聲帶長期過度使用,只要能做到**充分休息、減少用聲,並搭配嗓音治療改善發聲習慣**,聲帶長繭也能逐漸改善。因此,坊間流傳聲帶一旦長繭就不會好,可是大錯特錯呀!

2. 聲帶長繭只能動手術開刀移除?

筆者在 2014 ～ 2018 年間,曾經詳細分析 50 多名聲帶長繭的個案,發現在接受 1 ～ 2 個月的嗓音治療後,接近八成的病人有顯著改善,其中更有五成的病人完全恢復正常發

聲功能（圖3）。

（圖3）聲帶結節接受嗓音治療

25 歲女性業務，歷經兩個月，每週一次的嗓音治療之後，聲帶結節近乎完全消失。

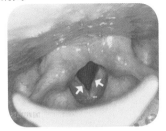 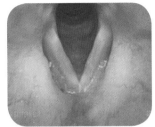

嗓音治療前　　　　　　　　　　　嗓音治療後

　　如果因為工作忙碌，不方便頻繁跑醫院接受嗓音治療，也可以考慮遠距嗓音訓練（請參考「PART5 嗓音治療篇」）。**當嗓音治療成效不佳，或病人期待嗓音狀況能快速改善時，不妨先接受聲帶局部注射類固醇**（細節詳見「PART6 微創手術篇」）。顯微手術通常只有在上述方式治療均不成功，或聲帶結節變厚變硬，影響聲音甚鉅等情況下才需要考慮，不是聲帶結節的第一或唯一的治療選項喔！

3. 聲帶長繭有沒有一勞永逸的手術或是治療呢？

前面的內容提到，聲帶長繭的成因絕大部分都是長期過量或不當用聲，因此，如果真要有一勞永逸的方法，那可能只剩下隱居山林，離群索居；或是靜默不語，惜字如金了。這個答案是不是令人有點失望呢？其實，聲帶長繭雖然「沒有」一勞永逸的妙方，但反過來講，只要能夠**調整用聲習慣，避免說話太快或太大聲，絕大多數的繭都會逐漸消失或改善**。就算已經接受過聲帶注射或顯微手術的病人，之後仍需注重自我保養，搭配嗓音治療重新調整說話習慣，以減少日後症狀復發之可能。

2. 聲帶息肉是什麼？
　跟腸胃道息肉一樣嗎？

「醫師說我聲帶長息肉，跟長繭一樣嗎？」

「息肉是不是比繭嚴重呢？一定要開刀嗎？」

聲帶息肉的成因是發炎物質或滲出的血液堆積在聲帶的淺固有層（Reinke's space）中，這些物質逐漸經過身體代謝，形成果凍狀的息肉樣（polypoid）物質，顯微鏡下則呈現擴張腫脹的血管、白血球增加、纖維組織增生等變化。

　　臨床上最常見的情境是感冒、劇烈咳嗽或短時間內不當用聲（如，卡拉 OK 唱通宵、大聲尖叫等），造成聲帶發炎充血、微血管破裂、血液滲漏至聲帶皮下層。病人一開始發現聲音啞掉時可能不以為意，直到一至兩週後聲音沒有恢復，才驚覺大事不妙。（圖 1）即為一名聲帶急性出血後出現息肉之病人，就如圖中呈現的，息肉大多發生在單側聲帶，少部分病人可能因為持續用聲，間接使得另一側聲帶也被磨出繭來。

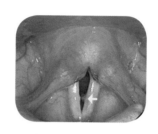

（圖 1）　**聲帶出血性息肉**

30 歲男性有氧教練，因兩週前健身房開幕，需大聲招呼並帶動氣氛，
造成聲音沙啞、說話疼痛，休息多日仍未見起色。就診接受內視鏡檢
查，發現左側聲帶有一出血性息肉。

初期的小息肉搭配嗓音治療可恢復五成

　　息肉的大小、軟硬程度不同，對於聲帶波動與閉合程
度的影響也有很大的差異，聲音的變化可能從輕微沙啞，
一直到嚴重的氣息聲（聲帶無法密合）或沙啞聲（聲帶振
動不規則）。有時息肉會造成兩側聲帶各自以不同頻率振
動，說話時彷彿同時有兩種不同的聲音，這種情況稱為複聲
（diplophonia），也有病人會用「分岔」來形容這種嗓音特
質。

　　對於剛發生不久（兩到三個月內）、內視鏡檢查息肉較
小、音質不至於太差，或是日常生活以及工作上不需要多說
話的病人，可以考慮自主休養幾個月，盡量減少不必要的用

聲。根據醫療文獻的報告，至少有二到三成的機會息肉會自行消退。若能配合嗓音治療，改正不良的用聲習慣，恢復程度可提高到五成（圖2）。倘若生活或職業上需要頻繁用聲（如，老師、歌手……等），則可考慮積極治療，視個人需求與息肉大小，選擇聲帶細針注射、綠光雷射或顯微手術等治療方式（圖3），細節請參考「PART6 微創手術篇」。

（圖2）嗓音治療處理較小型聲帶息肉

36歲女教師，在經過三個月，每週一次的嗓音治療後，右側聲帶息肉已完全消失。

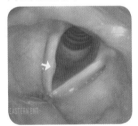

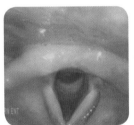

嗓音治療前　　　　　　　　　嗓音治療後，息肉消失

（圖3）顯微手術切除大型聲帶息肉

31歲幼稚園女教師，因聲帶息肉較大，嚴重妨礙音質與工作。與醫師討論後決定接受喉顯微手術，完整切除息肉。

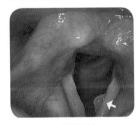

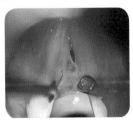

手術前　　　　　　　　　聲帶顯微手術切除息肉

聲帶息肉多數是良性的，不一定需要手術切除

　　近年來由於大腸直腸癌的盛行率升高，以及健檢內視鏡的普及，許多民眾都有自身或周遭親友夾除腸胃道息肉的經歷。相較於腸胃道息肉大多是腸道黏膜或腺體增生，有一定程度惡性病變的可能，**聲帶息肉絕大部分都是良性病變，惡性的比率非常小**。因此，如果息肉不大，音質影響也很小，可以定期追蹤觀察，不一定非要動手術切除。

　　最後，還是要提醒各位，聲帶息肉手術後也需要調整說話方式，並積極配合嗓音治療，才能避免日後復發的可能。

3. 令人困擾的小痘痘──聲帶囊腫

「聲帶囊腫是什麼？看起來凸凸的一顆，跟息肉一樣嗎？」

聲帶囊腫一般都發生在單側聲帶，成因大多為聲帶分泌黏液之腺體阻塞，造成黏液無法正常排出，堆積於聲帶之皮下層。因此，聲帶囊腫就像是在細緻的聲帶構造中多出一顆裝滿水的水球。當囊腫越大或位置越深，對嗓音功能的影響也越大。目前尚未完全釐清致病因子，一般認為與過度使用嗓音、抽菸、喝酒等刺激物質及胃食道逆流等有關。

喉顯微手術

　　聲帶囊腫的標準治療是喉顯微手術（下頁圖）。由於囊腫壁非常非常薄，甚至比一般家用保鮮膜還要薄，手術中有可能因為囊腫破裂，難以完整移除，日後復發之機會較高，根據臨床經驗，大約在一成左右。我們也曾遇過右邊聲帶囊腫在接受手術後痊癒，但過幾年卻在原本健康的左邊聲帶上，再次長出囊腫的特殊案例。

顯微手術移除聲帶囊腫

40 多歲家庭主婦，聲音沙啞兩個月，曾於診所服用消炎藥，但症狀未見改善。內視鏡檢查發現右側聲帶囊腫（上圖），在醫師建議下接受喉顯微手術，透過精細的器械順利將囊腫連著外膜完整移除（下圖）。

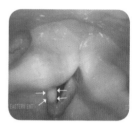
手術前

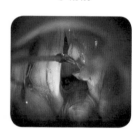
喉顯微手術

　　如暫無意願手術或是擔心全身麻醉不適者，目前可採行的替代方案是在門診進行聲帶類固醇注射，約有七、八成之病人囊腫會暫時減小或消退（請參考「PART6 微創手術篇」）。不過，因為注射治療並沒有完整移除囊腫，復發的機率較高，約三到四成左右。日後一旦囊腫復發，還是建議接受顯微手術完整移除，才是根本解決之道。

Dr Voice 小提醒

正確用聲，有助降低復發機率

　　嗓音治療對於聲帶囊腫的直接療效不大，但可協助病人輕鬆發聲，減輕不適。同樣的，對於手術後的個案，嗓音治療也可以幫助病人建立正確的用聲方式，達到更好的治療成效，亦有助於降低日後因錯誤發聲而復發的機會。

4. 天啊～聲帶不能動了！
好可怕的聲帶麻痺

「阿公手術後，講話都是氣音，而且好像很費力，有時候吃東西還會嗆到。阿公怎麼了？」

舉凡吸氣時聲門張開讓空氣流通，說話時靠攏讓氣流振動聲帶，一直到吞東西時聲門閉緊，避免食物或液體嗆入氣管中；這些複雜的喉部功能與精細的聲帶動作，都是透過迷走神經的分支：**上喉神經**與**喉返神經**來控制。其中，喉返神經的走向較為特殊，繞過胸腔的大動脈後再倒過來由下而上進入喉部，正因為如此，也特別容易受到頭、頸、胸部的腫瘤或是手術所影響，傷及原有的重要功能。

聲帶麻痺常見的原因包括：
1. 頸部手術傷及上喉或喉返神經（如，甲狀腺、頸椎等）、胸部手術傷及喉返神經（如，食道、心血管或肺部腫瘤手術）。
2. 顱底、頸部或肺部腫瘤。已故歌手鳳飛飛就是因為突發性聲帶沙啞，就醫檢查發現聲帶麻痺，最後才找出潛在的肺部腫瘤。
3. 全身麻醉插管。特別是插管時間較長時的個案，例如，手術後轉往加護病房，持續插管好幾天。
4. 腦中風。除了聲音沙啞，也常伴隨嚴重之吞嚥困難。
5. 病毒感染。有部分病人在突發聲帶麻痺前曾有過上呼吸道感染，或是頭頸口腔咽喉的疱疹病毒感染。

　　因此，當就醫檢查發現單側聲帶麻痺，第一步便是詢問病人有沒有腫瘤或是曾接受過頭頸胸部手術等病史。如果沒有，則需要安排詳細的影像檢查，如磁振造影（MRI）或斷層掃描（CT）。約七成的病人能夠從病史、手術史，以及影像學檢查找出造成聲帶麻痺的原因（圖1）。其餘三成左右的病人經過一系列的檢查後仍然找不出可能的原因，此時便會歸類為成因不明（idiopathic）的聲帶麻痺。

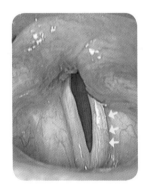
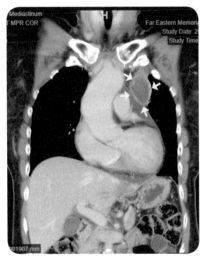

（圖1）　斷層掃描檢查聲帶麻痺之潛在原因

　　70歲單側聲帶麻痺之女病人，說話時只能發出像悄悄話一樣的氣音，而且喝水容易嗆咳，內視鏡檢查呈現左側聲帶麻痺（左圖）。進一步安排斷層掃描，發現病因為左側胸腔腫瘤（右圖）。

嚴重時會引發吸入性肺炎

　　大部分聲帶麻痺個案都屬於單側聲帶麻痺，也就是只有一側的喉部神經受損，另一側則保持正常的功能。常見的症狀包括：聲音沙啞，說話時出現明顯的氣息聲（說話漏氣）、發聲費力、音量減小、較嚴重的甚至完全出不了聲。

　　此外，因為聲帶無法緊密閉合，也有部分病人出現咳嗽沒力氣、痰清不乾淨的困擾。更重要的是，**部分病人會因為聲帶無法靠攏閉緊，造成進食時食物或水從兩側聲帶中間的縫隙嗆入氣管中**，輕則妨礙生活品質、體重減輕；嚴重的個案則可能引發吸入性肺炎，甚至需要住院接受治療。

　　當然，也不是所有個案都會這麼嚴重，部分個案的神經損傷較為輕微，醫學上歸類為輕癱（paresis）。這群病人比較幸運，聲帶還能活動，沙啞、嗆食等症狀也較不明顯。就好比小中風過後手腳稍微無力，但還是能夠正常活動。也有**少部分的個案傷及上喉神經，影響所及僅限於聲音降低、音域變窄、高音上不去等問題**（圖2），由於最重要的喉返神經功能正常，因此說話還是有聲音，吃東西也正常。

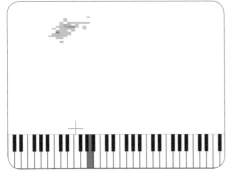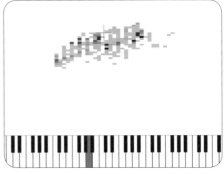

（圖2）　使用音域圖檢測聲帶麻痺病人之發聲功能

左圖為上喉神經受損病人，音域僅達一個八度音，無法發出高音；右圖則為正常女性嗓音之檢查結果，音域可達兩個八度音以上。

　　另外一類比較特殊的情況，是雙側的喉返神經同時受到損傷，較常見於甲狀腺手術、長期插管、或是腦部退化性疾病。此時由於**聲帶兩邊都不會動，甚至可能會出現呼吸困難的緊急狀況**，宜盡早就醫評估是否需要進一步處置（圖3）。

（圖3）　**雙側聲帶麻痺造成呼吸困難**
48歲雙側聲帶麻痺之男性病人，接受
甲狀腺手術後，感到發聲不適與呼吸不
順。內視鏡檢查發現雙側聲帶麻痺，聲
帶無法往外側張開，造成呼吸的空間變
得很小。

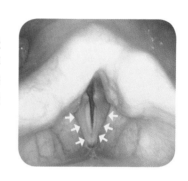

手術治療聲帶麻痺之前，可先考慮嗓音復健

　　單側聲帶麻痺的治療，通常會考量嚴重度、病因，以及病人日常生活需要用聲的程度。舉例來說，如果症狀輕微、進食正常、生活或工作上不需要一直說話的病人，可以**優先考慮嗓音復健**，在語言治療師的引導下，使用代償性的發聲技巧以及吞嚥訓練，改善聲門閉合與嗓音音質，同時降低嗆咳的風險。對於嗆食狀況非常嚴重，或是工作上需要大量用聲的病人，**如果症狀剛發生不久（3～6個月內），可考慮先在萎縮的聲帶上注射玻尿酸，暫時改善聲音沙啞以及嗆食的症狀**（圖4）。

（圖4）　玻尿酸注射治療單側聲帶麻痺

43 歲病人，診斷為左側聲帶麻痺（上圖）於門診局部麻醉下接受玻尿酸注射（下圖）。

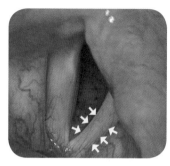

手術前

若一年後聲帶之功能仍未恢復，或者**病人已經診斷聲帶麻痺超過一年以上，則可考慮永久性手術矯治**（甲狀軟骨成形術），將萎縮偏移的聲帶推回原位；或是抽取自體脂肪移植到聲帶，以達較長期之效果（詳情可參閱「PART6 微創手術篇」）。

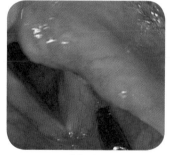

手術中

至於雙側聲帶麻痺的治療，首要之務是評估呼吸道能否保持暢通。當病情急迫，呼吸困難或是呼吸有明顯雜音時，需要進行緊急氣管造口術（氣切），否則恐有生命危險；不那麼急迫的個案，則可以考慮將聲帶後方切開，或是暫時將聲帶往外側縫開，擴大呼吸的空間。

5. 用進廢退，聲帶也會退化──

聲帶萎縮

「爸爸退休在家後，這一年來聲音越來越沙啞，也越來越小聲。」

「為什麼我接受手術後，聲音還是沙啞？我還刻意多禁聲了好幾個禮拜呢！」

聲帶的組成由淺至深分別是表皮、皮下組織、韌帶與肌肉，與人體其他組織無異，一樣會留下歲月的痕跡。如果用身上的皮膚做例子，皮膚看得到的老化現象，好比表皮變薄、膠原蛋白流失、皮膚失去彈性、腺體退化而使皮膚變得乾澀、肌肉萎縮等，都可以在聲帶上觀察得到。其中，聲帶表皮因為本來就很薄，相較之下退化的程度較輕微；但聲帶皮下層跟韌帶退化，會造成彈力纖維蛋白比例減少，使得說話的頻率改變，音域也會變窄；若是皮下腺體退化，則會造成聲帶容易乾澀。

另外，聲帶的肌肉同樣也會因為手術住院休養，長時間沒有說話，或者退休賦閒、個性較為內向不常講話，又或是

罹患神經退化性疾病（如巴金森氏症）、腦中風等因素，造成聲帶肌肉逐漸萎縮、兩側聲帶（聲門）閉合不全（下圖）。

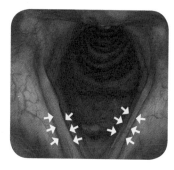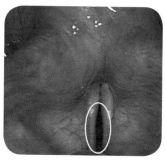

聲帶萎縮

65 歲的王先生退休後，覺得嗓音狀況每況愈下，聲音沙啞、說話容易疲憊，越來越不喜歡說話，不僅和家人互動聊天變少，原本每週固定參加的歌唱社團也漸漸不去了。內視鏡檢查發現聲帶萎縮變薄（左），發聲時兩側聲帶間有明顯縫隙，無法完全閉合（右）。

身體機能退化也是造成嗓音障礙的原因

除了聲帶內部的構造，聲帶外側的軟骨也會逐漸鈣化、失去彈性，喉部關節的可動性也會跟著逐漸退化。身體其他器官系統的退化，特別是呼吸系統的老化，例如：肺部彈力變差、呼吸肌力變小、肋骨與肋骨關節鈣化等，都會造成肺

活量減少，發聲時缺少足夠的氣流來推動聲帶產生聲帶波，使得發聲效率變差、說話費力、容易累、音量過小、有氣息聲、嗓音顫抖、音域窄等現象。此外，腸胃機能的退化則會造成食欲減退、體重減輕，加速聲帶的萎縮；腸胃蠕動變慢及賁門括約肌鬆弛，也容易衍生胃液溢流，刺激咽喉組織，造成所謂的「慢性咽喉炎」，導致喉嚨時有異物感，容易咳嗽等惱人的症狀。

上了年紀聲帶退化，男聲女聲變變變

有趣的是，聲帶的退化也是「男女有別」的。整體而言，聲帶萎縮在男性的聲帶上比較明顯，造成**男性的音調會隨著老化而稍微變高、聲音變薄、變細、音量變小**。而女性聲帶的老化，則以皮下層增厚、聲帶黏液分泌減少為主，而這樣的變化往往與女性停經有明顯關係，大多出現在 50 ～ 60 歲以後。因此，**女性的音調變化恰好與男性相反**，隨著年齡增長而音調慢慢降低，音質也會變得略微粗啞低沉，或是出現喉嚨容易「乾」等症狀。

臨床上遇到年紀較長的嗓音障礙病人，最常見的診斷包括聲帶腫瘤、聲帶麻痺，以及退化萎縮等三大類。其中喉部腫瘤常見於抽菸、喝酒的病人，聲帶麻痺則常見於頭頸部腫

瘤或手術後的病人。當內視鏡檢查排除以上兩種較嚴重的病症後，第三常見的就是聲帶退化與萎縮，大部分病人聲帶會有程度不等的弓形變化（萎縮、變薄、聲帶凹陷），造成兩側聲帶無法密合。

聲帶退化的治療方式

　　聲帶退化本質上屬於自然的生理老化現象，由於喉部的構造與功能都還健全，嚴格來說並不符合醫療上對於「疾病」的定義；因此，**診察時特別著重病人日常生活或是工作上的用聲需求，以及說話不適的嚴重程度**。如果病人個性較為內向不常說話，只要內視鏡檢查確定沒有腫瘤或是聲帶麻痺等疾病，順其自然即可，不一定需要醫療上的介入。反之，如果病人生活或事業上還需要頻繁說話，或是發聲不舒服的狀況明顯，或合併有吞嚥障礙、容易嗆食等症狀，則可以考慮先接受一段時間的嗓音治療。

保守療法
　　嗓音治療中的呼吸肌力訓練是治療聲帶萎縮的重點之一，透過市售的肺量計或是呼吸訓練器，鍛鍊吸氣的肌肉，

改善肺活量；其他嗓音治療常用的手法還包括嗓音功能運動、阻抗練習、前置共鳴、擴大音量發聲訓練……等，同時也鼓勵病人維持適度的運動，避免身體肌力的退化。根據筆者的臨床經驗，聲帶退化萎縮的病人在經過兩個月的嗓音治療，在聲學、氣動學、主客觀音質等層面，七到八成均有顯著進步。

侵入性療法

如果上述保守療法都無法有效改善症狀，則可以考慮接受聲帶注射修補退化萎縮的聲帶，常用的材料如美容醫學廣泛使用的玻尿酸（下圖），或是從腹部抽取自體脂肪等，安全性與臨床成效均有國內外的醫學研究佐證，可以有效改善聲門閉合、延長發聲時間、降低發聲不適等症狀。

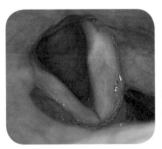

玻尿酸注射修補萎縮之聲帶
60 歲聲帶萎縮患者，於門診施打玻尿酸修補聲帶。

　　需要特別注意的是，部分女性病人求診時常問到能否透過聲帶注射恢復年輕時的音域。很可惜的，無論注射玻尿酸或脂肪，都只能夠改善聲帶閉合的狀況，對於音高或是音域並沒有明顯的效果，我們在後面的章節針對更年期嗓音障礙還有更詳細的介紹。

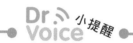

聲帶萎縮的診斷須符合相關因子才成立

　　許多嗓音障礙的病人，都曾聽過「聲帶萎縮」這個似是而非的診斷。相信在看完上面的介紹過後，讀者們應該可以理解「萎縮」必須有特定的原因才會造成，例如高齡、少用、神經受損、腦部病變等原因。在我們看診的過程中，很多的個案雖然內視鏡乍看之下兩側聲帶之間（聲門）沒有完全密合，但進一步以閃頻攝影觀察聲帶的振動，有不少個案都可以發現如聲帶溝、聲帶結節或息肉、肌肉用力不當、聲帶輕癱等病症，並不符合「聲帶萎縮」的診斷。如果您曾經於就醫時聽過「聲帶萎縮」，但是又沒有造成聲帶萎縮的相關因子，不妨考慮尋求第二醫療意見（second opinion），或許有助釐清病因，對症治療。

6. 今日白斑，明日喉癌——
　　癮君子請留意囉！

「無事一根菸，快樂似神仙？小心聲帶走上癌化的不歸路！」

近年來在國民健康局大力推動口腔癌篩檢與防治下，大部分的民眾都知道抽菸、吃檳榔、喝酒會造成口腔白斑、黏膜下纖維化、口腔癌等病變；相較之下，知道抽菸會造成咽喉癌的民眾可能就少了許多。**聲帶的表皮同樣會因為長期抽菸、喝酒造成細胞基因突變，輕則出現白斑，重則細胞癌化**。根據國健署 105 年的統計資料，台灣每年約有八千人新診斷出咽喉癌，看到這裡，是不是也想鼓勵周遭還在抽菸的朋友及早戒菸呢？

小心喉癌！聲音出現變化不可輕忽

　　跟其他頭頸部癌症相比，喉癌算是比較良善的一群，大部分病人從聲帶白斑或是表皮異常增生等癌前病變，一直演進到喉癌，中間往往超過十年之久。換句話說，絕大多數的

病人如能在音質改變、細胞還沒癌化之前，盡早就醫並及時戒菸，都還有機會能挽救罹癌的悲劇。 反之，如果未能戒菸或追蹤期間發現白斑增厚、聲音變差，則需安排切片檢查，以確定是否轉變為喉癌。

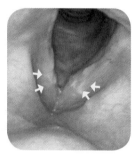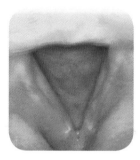

吸菸與聲帶白斑

45 歲的宋先生是公司主管，平時總是菸不離身，這半年來嗓音沙啞越來越嚴重，就醫檢查後發現是聲帶白斑（左圖）。在醫師的建議與太太的陪伴下，宋先生成功戒菸，半年後回診檢查，聲帶白斑已消退許多（右圖）。

選擇雷射手術，還是放射治療？

　　喉癌的治療方式則依腫瘤範圍大小而不同，早期喉癌（第一期、第二期）可選擇雷射手術切除或放射線治療，成功率都非常高（八到九成），進一步的比較如下：

早期喉癌治療方式分析比較

	雷射手術	放射治療
治療時間	全身麻醉下接受一次性手術,手術時間約 1～3 小時,住院約 3～5 天。	每週 5 天,每天到院治療 10 分鐘,療程需要 6～7 週。
對嗓音的影響	視切除範圍而定	較小
對吞嚥進食的影響	較小	較大,視放射線劑量與照射範圍而定
其他考量因素	全身麻醉之風險 喉頭角度是否適合手術	放射線治療之短期與長期副作用,如皮膚、口腔咽喉黏膜潰爛、表皮纖維化、咽喉組織淋巴水腫、喉頭狹窄等
如復發時之治療選項	再次雷射手術 放射線治療	需考慮全喉切除 少部分可以考慮雷射手術切除

　　由上表可知,放射線治療與雷射手術切除可說各有優缺點,因此大多數醫師會將兩種治療選項的優缺點與臨床考量詳細向病人與家屬說明,讓病人做最後決定,這就是所謂的醫病共享決策(shared decision making)。若不幸屬晚期喉癌,則治療方式多需合併大範圍手術(部分或全喉切除術)、放射線治療及化學治療,說話功能則需另外以人工助講器輔助或學習食道語。

　　總結，由於大部分的民眾每天或多或少都會說話，因此**絕大多數喉癌都能在早期聲音出現異常時就被診斷出來**。最怕的是鴕鳥心態，延遲就醫，特別是長期吸菸、喝酒等高危險群，**一旦出現聲音沙啞、吞嚥不適、痰中帶血等異常徵候，一定要盡快就醫**，避免小病化大，錯失治療的黃金時機，徒增遺憾！

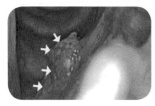
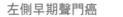
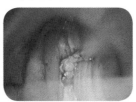

左側早期聲門癌　　雷射手術切除聲帶腫瘤

7. 野火燒不盡，春風吹又生——
##　難纏的肉芽腫

「我有胃食道逆流的問題，每次逆流症狀變嚴重，聲音沙啞就更明顯了！」

肉芽腫（granuloma）是傷口在癒合過程中增生的結締組織，在病因上可分成發炎性（inflammatory）與物理性（mechanical）兩大類；其中，物理性外傷常見於全身麻醉氣管插管後，特別是當插管時間長，或是插管期間曾經試著自己拔除呼吸管等情況。此外，過度用聲或習慣性清喉嚨，也可能造成聲帶長期碰撞損傷，進而形成肉芽腫。

發炎性肉芽腫

發炎性則**常見於胃食道逆流所造成的慢性咽喉與聲帶炎，特別是生活飲食習慣不良**（如，暴飲暴食、消夜、飲酒等）之病人。此外，呼吸道過敏或鼻涕逆流也可能間接透過病人**反覆清喉嚨的動作，造成肉芽腫或潰瘍**。臨床上，肉芽

腫患者之常見症狀包括咽喉刺痛或異物感、慢性咳嗽與嗓音變化，少數病人則會有呼吸不順的問題。

　　由上述可知，聲帶肉芽腫的**根本原因是聲帶的傷口因為長期刺激或是反覆發炎損傷，一直無法順利癒合，造成肉芽組織持續增生**，刺激咽喉，產生音質變化、異物感、刺痛感等惱人的症狀。因此，**治療上首重飲食、用聲與生活型態調整**。舉例來說，飲食部分需避免容易誘發胃酸的食物，用聲習慣上則應該減少大聲喊叫，生活習慣上則應該避免吃消夜。另一個重點則是改掉清喉嚨的壞習慣，因為**用力清喉嚨的動作會讓兩側聲帶用力碰撞**，造成潰瘍與肉芽腫更難癒合消退。

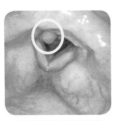
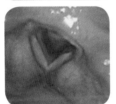

喉部肉芽腫

63 歲的陳太太因為手術插管後，造成喉嚨不舒服，吞東西有異物感，經過內視鏡檢查發現聲帶後方肉芽腫（上圖）。經醫師建議調整飲食與說話習慣，3 個月後回診時肉芽腫已自行消退（下圖）。

　　除了個人飲食、用聲及生活習慣的調整，對於有明顯胃酸逆流症狀（如，火燒心、胸口灼熱、喉頭有酸水溢上來）的病人，醫師大多會開立減少胃酸分泌的藥物，一般建議之療程約 4 ～ 6 個月。有慢性鼻炎、鼻涕逆流的病人，則可以使用口服藥物或鼻噴劑控制症狀，並搭配鼻腔沖洗減少鼻涕倒流對咽喉的刺激。

其他治療選項

　　對上述治療均無反應之難治個案，則可嘗試其他替代性療法，如病灶內施打類固醇，控制局部炎症反應；或於聲帶肌肉施打肉毒桿菌素，減少聲帶過度用力碰撞，唯病患必須忍受治療後一小段發聲不適及音量減小的時間。當肉芽持續增生、外觀不平整，懷疑有惡性病變，或是肉芽太大妨礙呼吸時，可以考慮於全身麻醉下接受手術，將肉芽腫切除並送交病理檢驗以確定病因。

　　不過，由於手術切除後同樣會留下一個新的傷口，如果日後黏膜無法順利癒合，還是有可能再度形成肉芽腫。根據醫學文獻與臨床經驗，**高達八到九成的個案切除肉芽腫後都會復發**。為了避免反覆不必要的手術，大多會等到肉芽腫造

成呼吸道阻塞不順，或是診斷不明需病理化驗之情形，才會
建議施行。

Dr Voice 小提醒

肉芽腫三分靠醫療，七分靠保養

　　肉芽腫雖然是良性病變，但難纏的程度在咽喉嗓
音疾病中應該可以排上前三名。最主要的原因，就是
因為致病因子來自飲食、環境，以及個人生活習慣。
台語歌曲〈愛拚才會贏〉唱道「三分天注定、七分靠
打拚」；稍微修改成「三分靠醫療，七分靠保養」，
就可以當作肉芽腫的治療原則囉！

8.戒菸才有好聲音——
慢性聲帶水腫與息肉樣聲帶炎

「咦，你今天看起來比較胖耶，是不是有點水腫？」
「我豈止身體水腫，連聲帶都水腫了！」

聲帶跟著身體水腫！？這只是個玩笑話，雖然聲帶也會因為短時間內密集過度使用（例如，連續教好幾個鐘頭的課、歌手彩排練唱、KTV 暢飲歡唱等）而造成水腫，但這些原則上都是「可逆」的。換句話說，只要適當休息，短則一晚，長則 3 ～ 5 天，自然就會逐漸消腫，恢復正常。

菸齡十年以上的老菸槍要多留意

醫療上需要特別注意的，是另外一類長期抽菸（每天半包或一包，菸齡十年以上）、喝酒、胃酸刺激及嗓音使用過度（如，業務、導遊等）的病人。這類病人因為**聲帶長期受到刺激，經年累月都處於發炎的狀態**，大量含蛋白質的滲出液（exudate）不停堆積卻又來不及代謝，便造成聲帶整個鼓起來，像是灌香腸一樣變得圓鼓鼓的（圖 1）。

（圖1）慢性聲帶水腫

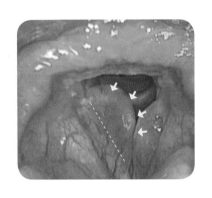

53歲女性業務，工作需長時間説話，加上環境吵雜説話特別大聲，且有多年的吸菸習慣。因為長期聲音沙啞、低沉、音域受限等症狀而就醫檢查。圖中黃色虛線是正常聲帶的邊緣，可見這位病人聲帶明顯膨出（箭頭），並且呈現半透明狀，診斷為慢性聲帶水腫。

長期聲帶發炎易形成菸酒嗓

　　堆積在聲帶內的發炎物質，跟前面介紹過的聲帶息肉十分接近，因此這類的疾病可視為一個特大號的聲帶息肉，有時也稱作息肉樣聲帶炎（polypoid corditis）。由於**聲帶內堆積了大量的發炎物質，自然聲帶也就變得厚重，嗓音大多十分低沉**、有磁性，坊間有時會以「菸嗓」或「菸酒嗓」來形容這類的聲音特質，有經驗的醫師和治療師也很容易直接「聽」出病人有沒有抽菸、抽多少，甚至菸齡多久。男性病人對於聲音低沉有磁性可能較不在意，甚至有的病人還會覺得這種聲音特別「MAN」；不過對女性而言，當聲音低沉到跟男生的音域相近，往往會因為打電話被稱呼「先生」而尷尬不已。

戒菸還你好聲音

對於這類疾病的治療，首要之務便是戒菸，「釜底抽薪」移除造成聲帶慢性發炎的外來刺激，可說是最有效也是最直接的方法。第二，則是藉由飲食或藥物控制胃酸逆流，並減少說話或配合嗓音治療調整發聲習慣。大部分病人只要能**戒菸並積極保養，症狀多有顯著改善**；少部分病人聲帶水腫較為嚴重，戒菸也難以代謝消退時，可以考慮接受喉顯微手術，直接將聲帶內堆積的息肉樣組織移除（圖2），再縫合聲帶或是以組織膠貼合傷口，讓聲帶恢復接近正常的外觀。

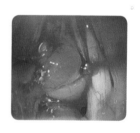

（圖2）　顯微手術治療慢性聲帶水腫
51歲男性病人，接受顯微手術取出聲帶內堆積如山的息肉樣物質。

這類型的手術技巧難度較高，息肉組織如果移除得不夠，則嗓音恢復程度有限；萬一移除過多，則可能造成傷口纖維化、影響聲帶彈性。因此，在手術前務必慎重考慮，挑選經驗較為豐富的醫師執刀，手術後也需持續禁菸並調整用聲習慣，以達到最好的治療成效。

對於少部分手術後成效較差，或是個人意願不希望接受手術，又或者因為身體狀況不適合全身麻醉時，可以改在

咽喉局部麻醉下，將類固醇打進聲帶組織內。根據筆者的經驗，對於輕度水腫的個案成效較佳，較嚴重的個案則可能需要反覆注射方能有部分成效。

Dr Voice 小提醒

紙菸或電子菸都是菸！

近年來有許多病人問到「不抽紙菸，改抽電子菸」可以嗎？電子菸是利用加熱或霧化等功能，取代直接燃燒菸草，但由於電子菸同樣有添加尼古丁或調味精油，在高溫加熱後也可能產生有害物質或致癌物。目前已有醫學研究指出，電子菸對肺部的傷害可能不亞於紙菸，尤其是電子菸問世時間尚短，很多長期的副作用很可能都還沒有被發現。美國食品藥物管理局（FDA）就明確要求廠商，不得在產品上宣稱或標示「可接觸較少特定有害化學物質」「比其他菸草產品危害更小」或「可降低疾病風險」⋯⋯等文字。因此，如果希望有好聲音，還是請你趕快戒菸，不管紙菸或是電子菸都一樣唷！

9.神出鬼沒的發聲問題——
肌肉緊張性音聲障礙

「我覺得出聲音好困難，必須很用力，感覺脖子都冒青筋了！」
「每次講話都講不久，聲音又緊又啞，可是醫師說我的聲帶沒長
東西啊！？」

肌肉緊張性音聲障礙（muscle tension dysphonia）屬於功
能性嗓音異常的一種，主要特徵是程度不一的嗓音變
化與喉部緊繃，說話容易疲勞，而且伴隨著脖子、下巴、肩
膀肌肉緊繃僵硬，喉嚨也常有異物感。透過內視鏡檢查常發
現病人在發聲時，杓狀軟骨會向前擠壓，或是聲帶兩側的肌
肉過度靠緊，甚至出現假聲帶也跟著閉合的情況。

對於症狀較輕微的個案，可能內視鏡檢查時沒有明顯的
異常，需要靠醫師的臨床經驗、詳細的問診，觸碰頸部肌肉
感受張力及敏銳的聽覺，才能作出正確的診斷。

依構造或功能是否異常，有原發性與次發性之分

肌肉緊張性音聲障礙又可以再進一步細分為原發性

（primary）與次發性（secondary)。

原發性肌肉緊張性音聲障礙

　　原發性肌肉緊張性音聲障礙指的是**聲帶本身沒有任何構造或功能上的異常，單純是因為發聲時用力不當**，肌肉張力太強，造成嗓音音質出現變化、說話容易累、講沒幾句話就感到疲勞。打個比方來說，這類病症就像是運動時肌肉太過緊繃或是姿勢不正確，想當然爾，要不了多久便會感到肌肉痠痛疲勞。

治療對策

　　臨床上針對原發性肌肉緊張性音聲障礙的治療方式以嗓音治療為主，常用的治療技巧包括放鬆喉部、改善共鳴、嗓音功能運動……等。此外，這類型病人本身性格可能容易焦慮或緊張，適度的給予心理支持並協助放鬆心情，也是相當重要的一環。

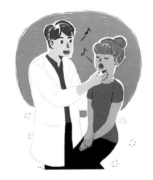

語言治療師以喉部徒手治療為病人放鬆喉部

次發性肌肉緊張性音聲障礙

次發性肌肉緊張性音聲障礙，指的是喉部本身有構造或是功能上的異常，例如，長繭、息肉、胃液逆流或聲帶溝、聲帶輕癱、麻痺等問題；由於這些病症造成聲帶振動或是密合出現問題，為了改善此狀況，病人不知不覺中改變原本的發聲習慣，造成喉部及周邊肌肉用力過度，長久下來習慣成自然，有時候甚至當聲帶長繭或息肉移除之後，還是無法恢復原本正確的用聲方式。大家可還記得旅美強投王建民的例子嗎？他當年就是因為跑壘時腳不慎受傷，為了彌補下肢的力量，造成肩膀過度使用，最後反而傷到肩膀而需要開刀治療。

治療對策

次發性的肌肉緊張性音聲障礙，治療時需考量聲帶病灶或是其他誘發的成因，選擇合適的處置方式，重新恢復正常的發聲機制。少部分對嗓音治療無明顯成效者，則可以考慮口服肌肉鬆弛劑或是自律神經藥物，以減輕肌肉過度緊繃的狀況。

Dr Voice 小提醒

看病難，看到沒病更難！

對於病人自述說話或唱歌不舒服，但是聲音聽起來還算正常，而且聲帶外觀在內視鏡檢查下沒有明顯異常的個案，對嗓音咽喉科的醫師來説，這可算是一大挑戰。

如何正確判斷本篇介紹的聲帶肌肉緊張等功能性發聲障礙，並且讓病人接受「聲帶沒病，只是使用不當」的實情，對醫師與治療師來說，還真是不容易。

如果讀者曾經因為發聲不適就醫，但診斷卻讓人感到迷惘時，例如，聲帶閉合不全、聲帶萎縮、聲帶失去彈性、聲帶有裂縫、慢性咽喉炎……等，不妨考慮尋求第二醫療建議，或許能找出真正的病因，並且透過專業的嗓音治療來重拾發聲或唱歌的樂趣。

10. 天生啞嗓——聲帶溝

「從青春期以來，我就一直是這種啞啞的聲音，音量也比別人小。」

「我的聲音聽起來薄薄的，好像隔了一層紗一樣，大聲不了，也講不久。」

聲帶溝是音聲醫學領域中數一數二難治之疾病，困難之處在於聲帶構造存在的重大缺陷。正常的聲帶從表面開始共有表皮層（epithelium）、皮下組織（正式醫學名稱為淺固有層：superficial lamina propria）、聲帶韌帶（vocal ligament），以及聲帶肌肉等四層結構。其中最重要的，是鬆軟的皮下組織層，正因為有了這一層特殊的構造，才能讓聲帶在發聲時維繫每秒動輒好幾百次的規律波動。很不幸的，聲帶溝的病人就是因為皮下組織層出現了先天或後天性的缺損，薄薄的表皮直接跟深層的韌帶沾黏，失去了原本聲帶應有的柔軟度與彈性，音質聽起來特別沙啞、音量小、音域也較窄。

造成聲帶溝的原因

學理上可分成三型：

第一型

主要成因是生理性退化、皮下層彈性纖維與玻尿酸等細胞外間質（extracellular matrix）流失，**就像是上了年紀後臉上出現皺紋一樣**。此時的聲帶溝在內視鏡下會呈現些許的弓形（bowing）變化，**密合度差了一些**，但整體來說，聲帶還能維持大致正常的振動模式，音質也不會太差。

第二型

大部分發生在青春期變聲後，這些病人的音色比較薄，仔細聽可以聽出漏氣聲或氣息聲。由於嬰兒剛出生時聲帶只有表皮與肌肉層，中間的皮下組織與聲帶韌帶都還沒完全發育，要一直到青春期變聲過程後才分化完全。因此，這類型的**病因推測是在青春期變聲的過程中，因個人體質（基因）或聲帶受到某種損傷，妨礙聲帶正常的發育**，造成皮下層分化不良或缺損。

　　在內視鏡下看起來，聲帶表面就像是有一道溝痕凹陷（圖1），部分嚴重的個案，其聲帶薄薄的表皮會直接與下方的韌帶沾黏在一起，聲帶的振動與音質也最差；反之，如果稍微有一些皮下組織隔開表皮與韌帶，那麼音質大多還在可以接受的範圍。

（圖1）　第2型聲帶溝

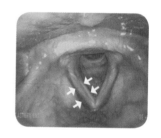

28歲的陳先生，自高中以來都只能小聲說話，最近因為負責了公司的專案計畫，需要定期與主管報告，常常講沒半小時就覺得聲音沙啞、疲憊，甚至有緊繃鎖喉的感覺。透過內視鏡檢查，可以清楚看見兩側聲帶溝（箭頭標示的細長凹陷處）。

第三型

　　外觀就像是火山口一般的凹陷，類似青春痘發炎過後留下的痘疤。可能的病因，有學者推測與囊腫破裂後，表皮向內生長，造成深淺不一的凹陷所造成，而音質的沙啞與發聲不適的程度也因人而異。發生的時間點則介於第一、第二型之間，大多出現在成年後。

聲帶溝的治療

　　了解聲帶溝的異常狀況後，我們不難聯想到聲帶溝的治療，便是**設法重建聲帶的表淺皮下層**。但所謂知易行難，聲帶溝的重建可是困擾了嗓音外科的專家超過半個世紀。從 1960 年代開始就有醫師嘗試以外科手術修補聲帶的表淺皮下層，一直到今日，都還沒有完美的解決方案。

　　目前實務上與文獻上最可行的方式，是透過顯微手術，將沾黏的表皮與韌帶剝開，之後放置筋膜或其他類似的生體相容性材料，避免表皮跟韌帶再次沾黏（圖 2）。手術的成果，則視置入的筋膜或是其他物質逐漸被身體吸收的過程中，

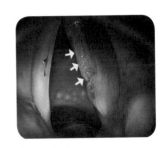

（圖 2）　顯微手術重建聲帶溝

身體能否重新長出較為健康的皮下組織而定。一般來說，**術後需要觀察 3 ～ 6 個月才知道整體治療成效**。近年來也有部分學者嘗試移植幹細胞重建聲帶溝，希望在未來能夠有機會徹底解決這個棘手的難題。

　　由於重建聲帶表淺皮下層較為困難，而且術後不一定每位病人都能恢復接近正常的聲音；因此，如果聲帶皮下層缺

損不嚴重，還能產生黏膜波動的個案，可以先考慮聲帶注射玻尿酸或是自體脂肪（圖3），**改善聲帶的閉合度，音質也能有一定程度的進步。**

　　對於症狀較輕、嗓音品質堪用的聲帶溝病人，也可以考慮接受嗓音治療，雖然不能直接改變構造上的缺損，但由於聲帶溝病人常有代償性的發聲習慣（如，肌肉太過緊繃），

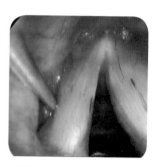

（圖3）　自體脂肪注射
治療聲帶溝

這類不當的用聲習慣可透過嗓音治療來改善，例如：嗓音功能運動可以提高病人聲帶的協調與控制力；共鳴腔的調整有助於輕鬆省力說話。對於接受聲帶重建或是聲帶注射的個案，嗓音治療也有助於病人適應治療後的聲帶狀況，同時找出最適合的用聲模式。

11. 內建抖音？聲帶痙攣與顫抖

「啊～～～堂堂五尺以上，挖系男子漢～～～」

聽台語歌曲或日本演歌時，常發現歌手會唱出規律的抖音，相當特別，歌唱界還有老師專門在教「台語歌的抖音訓練」。這樣的聲音表現，在歌唱技巧中稱之為「vibrato」，指的是運用個人的技巧，規律地變動音高、音量（特別是拉長音時），讓歌聲聽起來更具變化性，也更引人入勝。雖然這樣的技巧在歌唱中相當迷人，可是如果連平時講話都不由自主的抖了起來，例如，聲帶痙攣與顫抖這類特殊的神經肌肉系統障礙。當說完一句話都困難重重，那可成了一種惱人的病徵了。

聲帶痙攣（spasmodic dysphonia）

常見於中年（40～50歲）族群，以女性居多（70%），最明顯的症狀是發聲困難，出聲時會感到喉嚨很緊，好像有人掐住脖子，需要非常用力才能擠出聲音，尤其是母音「一」或「ㄟ」的聲音最難發出，說話時也常出現不自主、無預期

的突然中斷。特別的是，**這類的神經肌肉障礙較少影響說話以外的聲音**，例如唱歌、笑聲、咳嗽、清喉嚨⋯⋯等，可以此作為鑑別診斷的重要參考。

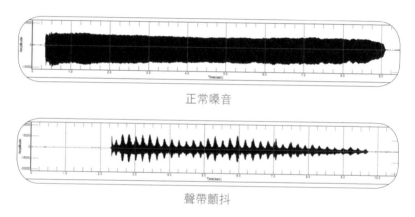

正常嗓音

聲帶顫抖

正常嗓音與聲帶顫抖對照圖
上圖為正常嗓音發「啊」的聲波圖，
下圖則為聲帶顫抖的嗓音，可見音量呈現波浪狀的高低起伏。

聲帶顫抖（laryngeal tremor）

較常見於年紀較長的病人（60～70歲），女性占的比例更高（90%），這類患者除了說話時會出現不自主地顫抖，也常有臉部、身體、口腔咽喉肌肉或手腳肌肉不自主顫抖之現象。與聲帶痙攣相比，**聲帶顫抖的頻率較為規律，也較少出現無預期的突然中斷**。由這兩類的病症在嗓音異常的病人

較為少見，只占 2 ～ 3% 左右，因此有不少病患都是輾轉求醫多次後，才能做出正確的診斷。

黃金治療標準──施打肉毒桿菌素

　　治療第一線可開立自律神經及肌肉放鬆的藥物，並搭配一段時間的嗓音治療。臨床經驗約有三到四成的病人能達到不錯之成效。對於保守療法無效的病人，則建議接受肉毒桿菌素注射，直接放鬆過度緊繃的肌肉。注射時可用肌電圖訊號做導引，確保肉毒桿菌素能正確的注射到細小的聲帶肌肉。**注射後約 1 ～ 2 天內，病人會感受到發聲沒力氣，聲音聽起來會有明顯的氣息聲，有時吞嚥（特別是喝水）也會有稍微嗆咳的狀況。**這些短期的副作用是施打肉毒桿菌素的正常反應，根據施打劑量與位置，大約維持 1 ～ 2 週，等副作用逐漸減輕後，便會進入一段甜蜜期，聲音緊繃的情況明顯改善，約可維持 3 ～ 5 個月的時間。

　　目前國內外施打肉毒桿菌素治療聲帶痙攣與顫抖已經是黃金治療標準，安全性與成效均有數十年的經驗背書，病人只需尋求有經驗的醫師與設備齊全的院所定期接受注射，即可有效控制這類難纏疾病（詳見「PART6 微創手術篇」）。

Dr Voice 小提醒

肉毒桿菌素用於治療聲帶痙攣比聲帶顫抖效果好

　　聲帶痙攣大部分只影響說話功能與聲帶肌肉，因此過去經驗均指出肉毒桿菌素對於聲帶痙攣的治療成效比較好；反之，由於聲帶顫抖與小腦功能跟肌肉協調的退化相關，病人除了聲帶肌肉外，常合併其他頭頸部或肢體的顫抖，因此肉毒桿菌素注射的成效稍差，大部分病人注射後抖音會減輕，但很難完全不抖，療效維持期間也較不穩定。

12. 少年「維持」的煩惱──
變聲性假聲（青春期嗓音障礙）

「我覺得我的聲音怪怪的，有的同學會因此偷笑我。」
「接電話時常被以為是女生，而且講久一點喉嚨就會痛。」

成人聲帶的構造分成表皮層、皮下組織、聲帶韌帶，以及聲帶肌肉等四層結構，不過，中間的兩層（淺固有層、聲帶韌帶）出生時就像盤古開天之初，呈現一片「混沌」的狀態，一直要到青春期才完全發育分化為成人的四層結構。

除此之外，青春期男女的喉部的位置都會降低，聲帶逐漸拉長、男生的喉結會變得明顯。伴隨這些生理上「轉大人」的變化，便是令人尷尬的「變聲期」，男孩的嗓音下降超過 1 個八度音（從 300Hz 降到約 120Hz），女孩則下降到 220Hz 左右。

聲音轉大人不成 ── 青春期嗓音異常

某些特殊情況下，例如，對於變聲後的嗓音感到彆扭、心理上無法接受轉變為成年的角色、因為歌唱需求希望維持

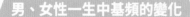

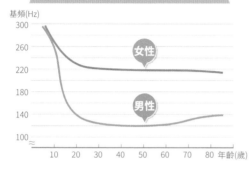

兒童時期不管男生女生的聲音頻率都接近 300Hz，青春期開始，男性會大幅下降超過一個八度音大約到 120Hz 左右，女性則會下降半個八度音，大約 220Hz 左右。

兒童時期的高音、肌肉不協調……等，會出現喉部構造已經轉變成人，但嗓音卻「維持」兒童時期的高音，呈現成人外型搭配小孩嗓音的尷尬景象，醫學上稱作**青春期嗓音異常**（puberphonia），**通常發生在男性身上，又可稱為變聲性假聲**（mutational falsetto），女性則稱之為 juvenile voice 或 childlike voice。

變聲性假聲

這類病患除了出現嗓音問題與症狀外，也容易因為聲音半高半低，時而像孩童、時而像女生而覺得尷尬、自尊心低落、不好意思說話。不僅會影響個人與同儕的互動經驗，也

可能會影響求學過程。倘若忽視而不處理，這樣的嗓音問題可能一直持續到成年以後，增加病患心理的壓力，進而迴避社會活動，影響整體的日常生活與溝通狀況。

　　這類病人除了男身女聲的困擾之外，常伴隨喉部內外肌肉的過度緊繃，用類似假音的音色來發聲。但由於**發出假音時聲帶必須繃得很緊，需要充足的肺活量與氣流支撐，不易維持長時間的規則振動**（關於假音的發聲原理可以參考「PART2 發聲基礎篇」）。因此，這類個案常出現氣息聲與拉緊聲，說話與唱歌也容易破音。

治療對策

　　變聲性假聲的處理原則以嗓音治療為主，根據經驗，**1～2個月的嗓音治療就可以有很好的效果**。過程中治療師會利用咳嗽或喉部重置手法等技巧，協助病人發出較低的嗓音，並搭配電腦或手機軟體，給予病人視覺提示以發出適當音高。此外，這類病人的人格特質大多較為害羞內向，所以建立病人對聲音的自信心，鼓勵病人勇敢表達，也是治療上的另一個重要環節，如能獲得家人與朋友的支持，治療效果更是如虎添翼、事半功倍。

13. 聲帶也會破皮發炎？──
急性聲帶炎與聲帶潰瘍

「天啊，我不僅嘴巴破，醫師說，我連聲帶都破了!!!」

急性聲帶炎是上呼吸道感染（俗稱感冒）之常見併發症，應該每個人都有過類似的經驗，常見症狀包括喉嚨痛，聲音低沉、粗啞、嚴重者甚至發不出聲音。大部分病人只需要**禁聲休養、多喝水多休息、減少接觸刺激物質如菸酒等，3～7天左右聲音會逐漸回復。**

　　內視鏡檢查常發現兩側聲帶充血、水腫（圖1），也因為聲帶變得很「重」的關係，聲音也會變得粗啞而低沉。如果工作上需要盡快恢復聲音（如歌手和教師），可以考慮口服類固醇一小段時間，減緩聲帶水腫與充血，但不要連續使用超過一週，以免造成胃出血、血糖升高、免疫力下降、失眠等副作用。

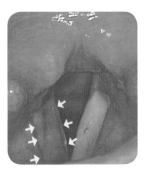

（圖1）急性聲帶炎

上呼吸道感染造成急性聲帶炎，內視鏡檢查發現右側聲帶充血。

　　如果急性發炎期間不休息、勉強說話，就可能衍生更嚴重的併發症，其中之一是聲帶出血（圖2）。因為發炎期聲帶充血，過度出聲很容易造成微血管破裂，**只需要些許的血液滲漏至聲帶組織，便會造成聲音很大的變化**。最困擾的是，一旦聲帶出血，**就只能等待身體自行吸收，大約需要2週左右的時間**。換句話講，如果感冒失聲還逞一時之快，勉強出聲，很可能原本短時間能夠痊癒的水腫惡化成出血，反而要等更長的時間才能恢復，實在是得不償失呀！

（圖2）急性聲帶出血

43歲的林小姐是位國小老師，1週前因感冒而聲音沙啞，但由於校務繁忙，感冒期間仍必須大量用聲，使得聲音越來越糟，且說話會有明顯疼痛感。就醫檢查發現聲帶急性出血，建議服用藥物並配合禁聲休養一週。

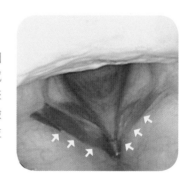

　　除了聲帶出血之外，急性聲帶炎也可能因為劇烈咳嗽或是清喉嚨，造成聲帶表皮的破損與潰瘍（圖3），此時病人會很明顯察覺到連一點聲音都發不出來了！這是因為潰瘍造成聲帶正常的結構受到影響，無法產生規律的振動，只能發出氣音。這種完全失聲的痛苦，可能也只有親身經歷過的人

才能體會。然而，聲帶潰瘍真正可怕之處，在於長達 2 ～ 3 個月的漫長恢復期。這是因為**聲帶的新陳代謝速度相較於口腔黏膜或是皮膚傷口都來得慢**，難以在 1 ～ 2 週內自然痊癒。

（圖 3）聲帶潰瘍

常見於感冒劇烈咳嗽，而後突發性失聲的病人。這類病徵往往持續數週聲音都未見改善，恢復期更長達 2 ～ 3 個月。

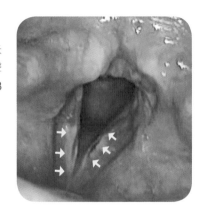

　　幸好，天無絕人之路，根據臨床經驗與過往之研究，這類聲帶潰瘍的病人**只要能夠好好休養，九成以上都能恢復原本正常的音質**；只有一成左右的病人潰瘍癒合後會留下些許的傷疤或是纖維化組織。

Dr Voice 小提醒

聲帶急性發炎通常休養一週就能恢復

　　絕大部分因為上呼吸道感染而造成的聲帶水腫或急性發炎，只要能徹底禁聲休養，一週內大多能逐漸恢復。如果失聲超過兩週以上沒有改善，建議就醫接受聲帶的內視鏡檢查，了解可能的原因（如，上述提到的出血與潰瘍）。更重要的是，如果內視鏡下懷疑出現聲帶潰瘍，可以先觀察 1 ～ 2 個月，真的沒有改善才需要考慮做切片檢查，以免造成原本能夠自癒的潰瘍變得更大，傷口更難癒合。

14. 青春小鳥一去不回來——
更年期嗓音障礙

「醫師，為什麼我現在唱歌都要降 Key，有沒有什麼方法可以恢復年輕時的高音呢？」

在嗓音障礙的病人中，有為數不少的女性病友，因為更年期後的嗓音問題而就診，最常提及的症狀，便是音高下降了 1～2 個音，音域變窄，也常出現喉嚨乾、異物感、說話或唱歌容易疲勞等症狀。

對於一直以來習慣了溫柔、纖細或是天生一副好嗓子，一直都能唱出清亮高音的女性們來說，更年期的這些變化不但需要重新適應；對於原本有歌唱嗜好，或是職業歌手的女性朋友，影響更是巨大。讓我們先簡單回顧一下唱出高音的生理機轉，再試著解釋為什麼更年期對嗓音會帶來如此顯著的影響。

更年期嗓音障礙原因

　　首先，聲帶在發出高音時需要拉長繃緊，同時肺部必須產生足夠的氣流與壓力，兩相配合之下，才能用令人羨慕的高亢嗓音歌唱。在**更年期過後，女性荷爾蒙下降造成聲帶組織改變，喉部軟骨也隨著年紀逐漸鈣化，間接影響聲帶的彈性與音域**。呼吸系統同樣也會隨著年紀而逐漸退化，從 30 歲左右開始便以每年 0.5% ～ 1% 的幅度逐年衰退。換句話說，到**更年期時，肺活量可能只剩下年輕時的七成左右**，自然難以維繫唱高音所需要的氣流與壓力。不僅如此，人過中年後，各式各樣的疾病也逐漸找上門來，如胃液逆流、乾燥症、其他全身性的疾病或長期服用藥物等，都可能對音質與音色帶來程度不一的影響。

診治步驟 123

　　在診治更年期嗓音障礙的病人時，可從以下三步驟著手進行：

　　① 第一步，先回顧醫療史（是否有其他重大疾病或長期服用藥物）、職業（是否需要大量長期用聲，例如，老師

或是業務性質的工作），以及生活習慣（如，抽菸、喝酒）。

　　② 第二步，以內視鏡評估聲帶的構造與功能，特別需要注意如咽喉乾澀（起因於乾燥症）、慢性咽喉炎（起因於胃酸逆流）、鼻涕逆流（起因於慢性鼻炎或鼻竇炎）等徵候。

　　③ 第三步，進行嗓音與聲學評估。例如，有無咽喉緊繃或用力過度、呼吸效率與氣流是否正常。對於病人特別在意的音域，也可以用聲域圖（phonetogram）來進行詳盡的分析。

治療對策

　　更年期是人生必經的過程，如果嗓音狀況沒有太大的困擾，只要確認沒有其他聲帶疾病，**等待身心上逐漸調適即可，不需要特別的醫療處置**。如果嗓音障礙明顯影響到病人的生活，則可以透過嗓音治療，提高聲帶的協調與控制力，或改善共鳴方式協助發聲（請參考「PART5 嗓音治療篇」）。

　　另外，**肺活量與呼吸肌力的鍛鍊也是不可或缺的一環**，建議每週維持 2 ～ 3 次中強度以上的有氧運動（如，跑步、游泳、快走等），延緩退化速度。

　　最後，如果同時合併有其他明顯更年期症狀，或是因為職業需求必須維持音高與音色，則可以考慮接受荷爾蒙補充

療法，減少音質與音色之改變。不過，已經退化的部分較難以透過補充女性荷爾蒙而恢復唷！更重要的是，在治療之前請務必諮詢婦產科醫師關於荷爾蒙補充療法的適應症與可能的副作用。

　　我們在前面的章節介紹過，小男生在青春期變聲階段也會經歷一段尷尬的轉換期；相較之下，大多數的小女生在青春期階段的嗓音變化就沒有這麼突兀的巨大改變。反之，女士們在更年期的嗓音障礙就比男士們來得明顯許多，不曉得這是不是上天有意的安排呢？

15. 聲帶也會長菜花？——
喉部乳突瘤

「新聞報導兩個月的嬰兒口腔居然染上俗稱菜花的乳突病毒，真恐怖！所以，大人千萬不要亂親吻免疫力弱的小孩啊。」

乳突瘤（papilloma）是因為表皮或黏膜受到人類乳突病毒（Human papilloma virus, HPV）感染而造成的異常增生，由於外觀看起來就是青花菜一樣，因此又常被戲稱為長「菜花」。在過去的時代，菜花主要是花柳病（性病）的一種，大多出現在生殖器，需要反覆手術切除，給病人帶來很大的困擾。

隨著醫學的進步，目前已知有越來越多的疾病與人類乳突病毒有關，除了生殖器菜花是 HPV 第 6、11 型感染以外，女性子宮頸癌也被發現與 HPV 第 16、18 型感染有關。近年來的研究則發現口咽癌（oropharyngeal cancer）也與人類乳突病毒有關。除了上述的 HPV 16、18，其他類型的 HPV 病毒也被認為有致癌性，如第 31、33 型等。

喉部乳突瘤的傳染途徑與治療風險

　　人類乳突病毒可能因為分娩、性行為或是親密的接觸而傳播到口腔、咽喉等處，**當免疫力較差時，病毒也可能進一步感染到聲帶**，造成聲帶及周遭黏膜長出菜花狀的乳突瘤（圖 1）。根據醫學研究顯示，喉部乳突瘤大部分也是受到 HPV 第 6、11 型的感染所致。臨床症狀除了音質改變、發聲不適外，若是乳突瘤長得太大，還可能擋住氣管呼吸道，需要緊急處理。

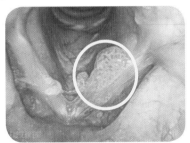

（圖 1）聲帶乳突瘤

喉部乳突瘤的手術處置和後遺症

　　由於目前還沒有根治乳突瘤的方法，因此，對於喉部乳突瘤的處理，就跟身體其他部位的菜花一樣，必須依賴反覆的手術切除方能控制。不幸的是，聲帶本身就很小（寬度約

0.5 公分，長度約 1.5 ～ 2 公分），再加上聲帶的組織分化非常細緻，因此在切除乳突瘤的時候，一不小心便有可能切得太深，造成聲帶的傷疤，嚴重影響音質。考量喉部乳突瘤只有 2 ～ 3％會在數十年後轉變為惡性組織，**手術時應避免過大範圍的切除，盡可能保存聲帶組織的完整性**。

正因為如此，處理喉部乳突瘤可說是一場人類與病毒的長期抗戰，幾個月到半年動一次手術可說是家常便飯。在我們的經驗中，動過 10 次以上手術的病人也所在多有。當聲帶兩側都有乳突瘤時，最好能分成兩次手術，先治療一側，待傷口癒合後，再治療另外一側，以避免雙側聲帶沾黏，影響音質以及說話音量。

綠光雷射可減少後遺症

近年來醫療的技術上也有突破，透過綠光雷射讓表淺的乳突瘤與皮下組織分離，而後小心地剝離增生的乳突瘤，即可避免傷及聲帶深層組織（圖 2），不至於因為反覆手術而留下難以回復的後遺症。對於較小的乳突瘤，也可以配合內視鏡在門診局部麻醉下進行，省去全身麻醉與住院的不便。

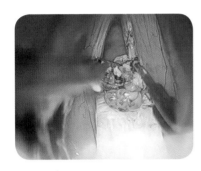

（圖2）綠光雷射剝除
聲帶乳突瘤

這項手術可保存聲帶深層
構造的完整。

16. 心病還需心藥醫──轉化性失聲

「連續劇常上演女主角受到嚴重刺激，難過得說不出話來，變啞巴了。真的有這樣的事嗎？」

年約 50 的陳太太因為發不出聲音而到醫院檢查，內視鏡檢查結果都算正常，但聲音總是卡在喉嚨，說不出話來。在某一次的嗓音治療過程中，陳太太總算說出了她難以啟齒的家務事 ── 為了婚姻觸礁忙得焦頭爛額，導致傷心又傷聲。

心因性的轉化性失聲

臨床上偶爾會遇到一些嗓音異常的病人，在內視鏡檢查時，聲帶外觀與功能一切正常，可是發出的嗓音卻奇差無比，不僅沙啞、緊繃，甚至完全發不出聲音。這時候，便需要考量是否可能起因於心因性的轉化性失聲（conversion aphonia）。

這類嗓音異常的原因與發聲功能或使用方式無關，而是因為心理因素所致。**通常病人可能經歷身心上太大的打擊或**

是生活驟變，使得心理壓力過大，反映在嗓音的表現上。由於病人嗓音與心理狀態息息相關，因此臨床上的診斷需要保持高度敏感，持續與病人互動，才能確定成因。

　　一般來說，轉化性失聲的病人在接受嗓音治療配合自律神經放鬆藥物，並找出主要壓力來源後，大多會有不錯的成效。語言治療師除了提供輕鬆的發聲方式外，也需要給予病人心理支持，協助病人找回原本的嗓音。

案例分享：婚前壓力導致嗓音異常

　　在我們的治療經驗中，還有另一段經驗也令人印象深刻。一位 30 歲的女性客服人員，喉嚨總是很用力才發得出聲音，音質也非常緊繃，像是被掐住喉嚨似的。有趣的是，在接受內視鏡檢查時，她卻能發出完全正常的聲音，檢查結束回到普通對話時，聲音又再度緊繃了起來。這樣的症狀不僅造成工作停擺，就連家人也不能體諒，認為她是裝病，藉此博取眾人同情。

心病還需心藥醫

嗓音治療過程中，我們先以簡單的放鬆訓練為主，並逐步討論生活上的大小事，後來才得知她最近正忙著結婚的事，因為籌備婚禮求好心切，以及害怕婚後生活改變，這股壓力默默地累積起來，最後竟然找上嗓音作為宣洩的管道。在治療的過程中，除了教導她輕鬆發聲的方式外，也給予生活上的建議，並同理她的焦慮與不安；更重要的是，我們成為了她與家人溝通的橋樑，協助她與家人理解嗓音問題的特殊成因。一個月後，婚禮準備工作逐漸上軌道，嗓音也恢復九成，不僅重返回職場，與家人的關係也緩和許多。

嗓音治療不只是醫療與科學，更是一門藝術。醫師與語言治療師除了要能處理發聲問題，也要能走入人心，一旦打開心結，嗓音自然能不藥而癒。

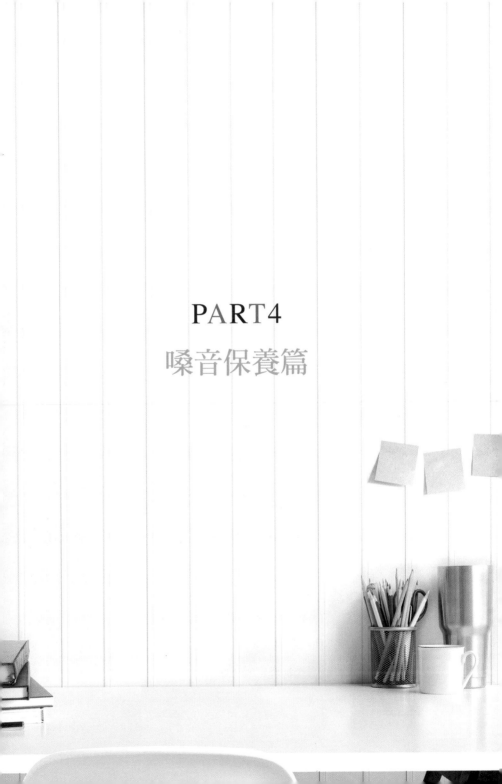

PART4

嗓音保養篇

1. 預防勝於治療，健聲從護嗓開始

「聲音是第二外貌！悅耳舒服的聲音，讓人更願意傾聽。」

「**失**聲」的痛苦，經歷過的人都知道，不論是聲帶發炎、長繭、出血，看診時醫師最常交代的就是要少說話多休息。但是，除了不說話之外，是否還有其他方法可以盡量減少聲帶的受傷呢？有什麼方法可以正確的「保養」自己的聲帶呢？以下整理一些簡單實用的小技巧。

1. 多喝水

人體組織有 60 ～ 70％是「水」組成的，聲帶自然也不例外。充分濕潤的聲帶不但可以減少說話時所需的費力程度，亦可減少聲帶振動時可能的傷害。**除了多喝開水外，吸入霧化濕氣也是一個好方式**。需特別注意的是，無論是市售成藥或醫師開立的處方，部分藥物會減少呼吸道黏膜分泌物（減少流鼻水的抗組織胺），服用這類藥物時，需要多喝溫水來克服黏膜乾燥的副作用。

2. 生活飲食控制

減少食用刺激性食物，可以降低聲帶受傷的風險。另外，**太甜的食物會增加黏膜分泌物的黏稠度及胃酸逆流的刺激，也是少吃為妙**。最重要的是，**盡量避免抽菸或接觸二手菸**，因為香菸除了長期刺激聲帶造成聲帶慢性發炎、水腫之外，還可能導致喉癌的發生。另外，當空氣品質不佳，騎機車或在馬路上行走時，可配戴口罩以減少接觸空氣中的刺激物質，也是保護聲帶的好方法喔。

3. 調整說話方式

正確的說話方式，要能掌握兩個基本原則：①**輕聲**；②**慢語**。說話越大聲或用力時，容易不自主地繃緊肩部、頸部及喉部的肌肉，使聲帶更易受到傷害。尤其是在吵雜環境中，說話更要特別注意，盡可能拉近說話與聽話的人的距離，或是配合使用麥克風來減少大聲喊叫的機會。此外，說話速度適中，避免一口氣說太長的句子，不但可以讓聽的人聽得更清楚，也可以爭取每句話之間休息的時間，減少聲帶受傷的機會。我們可以想像**說話的過程也要有標點符號**，就像朗讀文章一樣，自然能夠**適時停頓，讓聲帶放鬆休息**。

4. 充分的休息

俗話說：「休息是為了走更長的路。」保養聲帶也不例外，休息與睡眠對於聲帶的健康是絕對必要的。工作上需要大量用聲的讀者，一定要把握工作之餘的時間讓聲帶休息，**減少非必要的用聲**（如，聊天、唱卡拉 OK 等）。出現**沒聲音或聲音沙啞等症狀時，請避免用類似「假音」或「氣音」的聲音說話**，以免延緩聲帶修復的時間。相反的，對於聲帶退化所造成的嗓音問題，長時間不說話反而會加重聲帶萎縮，建議先諮詢耳鼻喉科醫師或語言治療師，才能選擇適當的保養方式喔！

5. 不可用力「清喉嚨」

清喉嚨或用力咳嗽等動作，對聲帶造成的傷害，尤甚於大聲喊叫，請盡量避免。若真的覺得咽喉的異物感難以忍受，則不妨多喝溫開水或使用抑制胃酸逆流的藥物，有助於減輕想要「清喉嚨」的感覺；此外，閉氣用力吞口水，也是一個不錯的替代方式。

最後，提醒各位讀者，一旦出現音質改變、說話容易累、音域變窄或是咽喉不適，而且**持續超過兩週都還沒有復原，**

一定要求助於專精於聲帶疾病的耳鼻喉科醫師進行檢查與診斷喔！

Dr Voice 小提醒

健聲從護嗓開始

俗話說：「求人不如求己。」與其每當聲音沙啞便求診服藥，不如著重於日常的嗓音保養，也就是健聲護嗓的基本功。基本功若做不好，不僅嗓音恢復慢，復發機率也大得多。

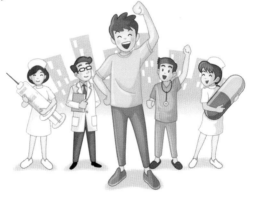

2. 千萬別自殘——
六大常見用聲錯誤

「嗓音狀況每天都不穩定，有時候很清亮，有時候卻又難以控制，怎麼會這樣呢？」

你是否有上述這樣的經驗呢？類似的感覺在唱歌的時候可能更明顯，狀況好時可以輕鬆飆高音，狀況差時連拉長音都不穩定。

　　究竟是什麼因素讓我們的嗓音狀況像坐雲霄飛車一樣，忽好忽壞呢？

　　影響嗓音的因素很多，無論是先天或後天，生理或心理上的變化，都可能影響我們的嗓音狀況。其中最常見的就是**嗓音誤用（使用錯誤的音調與音量說話）**，以及**嗓音濫用（使用過量）**，以下整理出六大常見的用聲錯誤，提供各位讀者參考：

　　1. 大叫、尖叫或大聲歡呼等：
發出這類聲音時，喉部肌肉張力會趨於緊張，長時間下

來會導致慢性的嘶啞聲，甚至造成聲帶結節或出血、息肉等病症。

2. 用不適當的音高或音量說話：

說話時，無論是音高過高、過低，或是音量過大、過小，都容易使喉部緊繃，進而衍生其他聲帶疾患。

3. 說話太快：

說話太快是常見的嗓音濫用行為，話說得越快就代表同一段時間內，聲帶休息的時間越短。聲帶長時間磨擦的結果，容易導致聲帶結節的發生。

4. 用硬起聲說話：

當發聲時太過用力，會造成喉部肌肉緊張，增加氣流通過聲門的阻力與聲帶閉合時的撞擊力，使聲帶容易受損。

5. 咳嗽和清喉嚨：

這類動作都會使聲帶用力碰撞、振動，長期累積下來容易造成聲帶受損。

6. 在吵雜的環境下說話：

環境噪音太大時，由於聽不清楚自己發出的聲音，缺少正確的音量回饋，我們會不自主地提高音量說話，讓耳朵能夠聽清楚自己發出的聲音，這就稱作隆巴德效應（Lombard effect）。因此，在吵雜環境中要特別留意自己說話的音量，**最好能夠搭配麥克風，避免說話音量過大，造成喉部過度用力以及聲帶的傷害。**

上述嗓音誤用或濫用的行為，輕則造成嗓音疲憊，說話容易累，休息一段時間才能恢復；重則造成聲帶結節或息肉，對嗓音音質帶來更大更負面的影響。平時應該盡量避免這些錯誤的發聲行為，才能說得長久、說得自在。

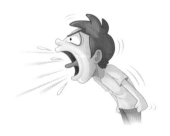

大吼大叫易傷聲，請盡量避免喔！

3. 多喝水，讓你的聲音水噹噹

「為什麼醫師老是說要多喝水，喝茶、咖啡或是牛奶難道不行嗎？」

水分的充足與否會影響我們身體的重要器官和細胞的運作，當身體缺乏水分時，人體自然會犧牲一些功能，來保護最重要的器官能正常運作。然而，這樣的機制雖然可以使人體維持基本生理功能，但當水分嚴重不足時，仍可能造成器官或組織損傷，甚至會引發冠心病、中風、腎衰竭、休克等，危害生命安全的重大疾病！

水分對聲帶來說，同樣有舉足輕重的角色。正常男生在發聲時，聲帶每秒鐘開合振動 100 多次，女生 200 多次，小孩子則高達 300 次！為了維繫聲帶正常振動，我們的聲帶上覆蓋著薄薄的一層黏液，不僅能潤滑聲帶，更可以減少聲帶碰撞摩擦所造成的傷害。

因此，**補充水分不僅是嗓音保健的第一步，也是最為重要的功課**。當水分不足，或是飲酒過量造成組織脫水，會造成聲帶表層黏液分泌減少、黏滯性增加，妨礙聲帶振動與閉

合的穩定性,使得音質改變(沙啞聲與氣息聲會增加),說話也容易有疲憊的狀況產生,講沒幾句就感覺發聲困難,甚至會出現疼痛感或越說越緊繃的鎖喉感。

喝茶或咖啡反而使聲帶黏液分泌減少

時常有病人反應:「我雖然不喝水,但是都有喝茶或咖啡呀!」 如果您也覺得只要喝的是液體,效果都差不多,那可就大錯特錯囉!**咖啡、濃茶等飲料,因為含有咖啡因,會刺激交感神經,造成聲帶黏液分泌減少。**

想想看,您是否曾經有過緊張或焦慮時口乾舌燥的感覺呢?這就是交感神經亢奮,減少口水唾液分泌的結果。而乳製品或是其他含糖飲料容易刺激咽喉痰液分泌,增加喉部的異物感,間接造成發聲不適。此外,這些飲料也可能誘發胃液逆流,同樣會引起聲帶的發炎與損傷。因此,醫療上大多建議在需要用聲的場合(如,授課、歌唱演出),應盡量避免食用這類飲料,**溫開水永遠是你最好的夥伴。**

Dr Voice 小提醒

護嗓聖品，就是水

　　很多病人在就診或嗓音治療時會問，有沒有什麼東西喝了比較護嗓？最好的護嗓食品，其實就是水。如果真的很討厭喝水，可以加一點點蜂蜜，讓水有些微的香氣，或是改喝無糖且不含咖啡因的飲品。

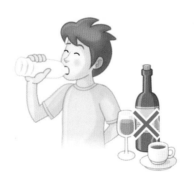

多喝水可常保聲帶濕潤，減少損傷喔！

4. 喝水小撇步，事半功倍的喝水法

「喝水的好處多，然而你可知道喝水的量和時機，也是一門大學問呢！」

我們一天要喝多少量的水呢？有一個簡單的公式可以計算：

一般來說，健康的成人體重每一公斤大約要喝 30cc 的水；若以一位體重 60 公斤的成人來說，一天建議攝取的水分就是——
30cc x 60=1,800cc。
若考量到其他因素，如流汗、排尿等，則可適度調整為 2,000～3,000cc，需注意的是，健康成年人每日喝水上限為 3,500cc，過多反而有礙健康喔。

健健的成年人每天的飲水量不宜超過 3,500cc 外，心臟病、腎臟病、青光眼等病人，更需要特別小心，請務必跟主治醫師討論，以避免造成身體負荷過大。

喝水也有好時機？

　　大部分的人都是在嗓音不適或喉嚨乾的時候，才想到要喝水。然而，這樣喝水的方式並不正確喔！為了能夠輕鬆發聲、減少聲帶刺激，我們應設法讓聲帶隨時保持充足水分。

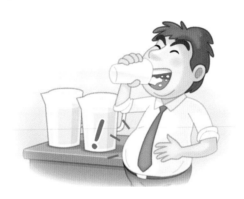

一次喝一大桶水，不是良好的補充水分方式喔

　　首先，**一早起床後請先喝點溫開水潤喉**，因為經過一整晚的睡眠，長時間未喝水進食，聲帶非常容易缺水，這也是為什麼很多人會反應一早起來聲音狀況很差，有種沒開嗓的感覺。此時先喝些水，有助於身體水分的補充，對開嗓有很大的幫助。

平時喝水則是建議**小口小口喝、以少量多次為原則**；喝水時，水不會直接通過聲帶，而是通過口腔、咽腔進入食道，經胃部吸收、腎臟調節後，透過血液輸送才逐漸被細胞吸收。一次攝取過多的水分，只會造成尿液量變多，身體並沒有辦法儲存喔。所以，對一位**需要大量用聲**的民眾來說，**每 20 ～ 30 分鐘就補充水分**，才能有效地讓身體吸收充足水分，常保聲帶濕潤。

最後，工作用聲前後也是一個絕佳補充水分的好時機。保持水分的充足有助於潤滑喉嚨和嘴唇，不只說話發聲更容易，甚至對清晰度也有幫助喔！

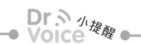
Dr. Voice 小提醒

沒事多喝水，而且要少量多次的喝

讓我們用植物澆水來說明為聲帶補充水分的時機，試想：如果等到植物葉子枯黃了，才一次澆很大量的水，只怕為時已晚了。同樣的，千萬別等到口渴才喝水，因為感到口渴就代表身體已經缺水一陣子，請改用少量多次的原則，沒事就多喝水吧！

5.吃出好聲音！護嗓這樣吃準沒錯

「再忙，也要跟你喝杯咖啡！」

多麼迷人的一句話啊！可是有時候，這卻是造成嗓音沙啞的可能原因之一呢！正所謂「禍從口出、病從口入」，我們的飲食習慣與嗓音可是大有關係。根據研究與臨床經驗，喝酒或含咖啡因的飲料（如，咖啡、濃茶、可樂及巧克力等）是影響嗓音的重要因素，也是民眾最容易忽略的問題之一。

為什麼這些不能喝、不能吃？

品項	原因	症狀
酒	會使血管擴張，造成聲帶水腫	使聲帶振動困難，造成嗓音沙啞，說話容易疲憊
咖啡因：咖啡、濃茶、可樂、巧克力	會刺激交感神經，造成喉部黏液分泌減少	
乳製品：牛奶、冰淇淋	使聲帶黏液變濃稠	
刺激食物：辣椒	使喉部紅腫或乾燥	

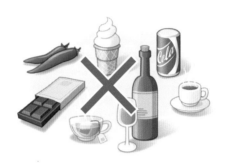

生活中某些常見的食物，可能是讓聲帶不適的主因唷！

藥物成分或副作用引起的嗓音障礙

有些生活中常用的藥物也會影響嗓音，例如，荷爾蒙製劑、睪酮素、黃體素、安眠藥、精神科藥物、皮質類固醇、止咳劑及抗組織胺等。

服藥時應注意成分標示和副作用

成分	原因	症狀
荷爾蒙製劑	造成內分泌及聲帶構造的改變	影響嗓音音質
睪酮素	會使聲帶組織肥厚	說話時的音調變低
黃體素	含成分的口服避孕藥可能造成聲帶水腫	影響嗓音音質
安眠藥、吸入型類固醇、抗組織胺等	副作用致使上呼吸道乾澀	

　　如需使用上述藥物，請務必與醫師或藥師討論其適切性，特別是職業歌手、演員等對音質要求較高的病人。

那應該怎麼吃，才能維持好嗓音呢？

　　不含糖的膨大海、羅漢果、枇杷膏可以暫時緩解喉部不適，幫助滋潤喉嚨；有些中醫會用桔梗、甘草等藥材加以輔助。然而，**多喝水、維持清淡飲食，減少刺激物對喉部的影響**，則是護嗓的不二法門。由於每個人對食物的敏感程度不同，大家可以細心觀察，哪些食物對自己的聲音影響較大，應盡量避免，以維護好嗓音。

6. 兩大傷「聲」的說話方式，
你中招了嗎？

「你是否覺得說話時容易疲憊？」

「剛開始講話音質還不錯，可是講沒幾句，嗓子就啞了？」

前面的問題如果都回答「是」，你很可能不知不覺已經被兩大錯誤發聲魔王纏住而不自知呢！通常我們都會注意大叫、尖叫、罵人等明顯的錯誤用聲行為，然而，硬起聲與嘎聲卻是常常被忽略的幕後黑手喔。

硬起聲（hard attack）

發出聲音時，如果我們將聲帶緊密閉合，讓肺部呼出的氣流在聲帶下方累積很大的壓力之後，再迅速推開聲門，此時發出的音質聽起來就像是軍人喊口令或是報數的嗓音，音量瞬間爆發，聽起來充滿力量，但使用不當卻可能誤傷聲帶，造成聲帶組織水腫、發聲疲勞。透過內視鏡檢查發出硬起聲時的聲帶，也會發現聲帶有輕度充血和腫脹的情況，長期累積下來，喉部肌肉容易緊繃，聲帶也可能容易產生結節

或息肉。

嘎聲（vocal fry）

當聲帶的肌肉使用不當，使聲帶變短變厚，發出像鴨子的叫聲（嗓音聽起來扁扁的，好像喉嚨被壓住一樣）。這樣的嗓音很容易出現在說話句子的尾端，或是說話時氣流用罄之際，如果使用過多，會使得喉部肌肉緊繃。在聲樂的領域，vocal fry 有時也被稱作氣泡音，對某些熟悉氣泡音的專業歌手而言，發出這樣的嗓音有助於放鬆，但是絕大多數的民眾，不一定能夠精準的掌握其精髓，反而容易變成壓著嗓子說話。此外，有些女性可能為了在職場上更有威嚴（如，主管、教師），也會不知不覺的改用較低沉的嗓音說話，長久下來養成了不當的用聲習慣，往往需要較長的復健療程才能矯治。

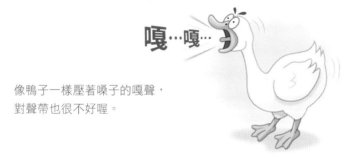

像鴨子一樣壓著嗓子的嘎聲，
對聲帶也很不好喔。

語言治療師的治療策略

　　要修正硬起聲與嘎聲，首先要**先訓練自己耳朵的聽辨能力**，聽得出這些特質，才有可能調整。如果一直聽不出自己說話時錯誤用聲的音質，也可以求助於專業的語言治療師。除此之外，我們還可以用錄音重複撥放的方式，聽聽看自己說話時是否有上述不當的用聲行為，這也是很有效的訓練方式。

　　有了良好的聽辨能力後，就可以試著**調整發聲的方式**。前置共鳴、軟起聲、打哈欠、喉部按摩，都是語言治療師常用的治療策略。

調整發聲的方式

治療重點	操作策略
前置共鳴	將嗓音共鳴處往前推，運用雙唇、齒槽、臉頰的共振，達到聲帶有效的運用
軟起聲	利用 h 或ㄏ的音，做發聲吐氣的練習，把字首、句首放輕
打哈欠	這是一種簡單易做的放鬆方式，可以使咽喉腔擴大，喉部放鬆
喉部按摩	將手指放在甲狀軟骨（喉結）和舌骨之間，輕輕地按摩放鬆。

　　上述方式在使用前，請先跟語言治療師討論後，選擇最正確的方式來執行，才能夠事半功倍喔！（「PART5 嗓音治療篇」有更詳細的說明）

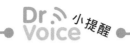

正確發聲時，喉部肌肉不會緊繃

　　說話應該是一件輕鬆愉快的事，別讓硬起聲或嘎聲，把發聲的樂趣都搞砸了。有人會說：「氣泡音不是可以放鬆喉部嗎？跟嘎聲聽起來很像啊？」是的，如果氣泡音做得對，喉部肌肉的確是不會緊繃的，但是依臨床經驗，很多人的氣泡音做得並不正確，甚至造成喉部過度用力的反效果。有興趣練習氣泡音的民眾，還是要尋求語言治療師或專業歌唱老師的指導，一味地土法煉鋼可能弄巧成拙唷！

7. 工欲善其事，必先利其器——麥克風選擇攻略

「聽說吳老師終於去看醫生治療他的聲帶了。」

「對啊，醫生還特別交代他，以後最好都用麥克風講課，避免大聲說話。」

「那我們同為教師，是不是也該開始使用麥克風上課好呢？」

對於工作需要頻繁用聲的民眾，例如老師，使用麥克風可以幫助更輕鬆省力的傳遞嗓音與訊息。點開購物網站，麥克風的價錢差異極大，從幾百元到幾萬元的都有，甚至還聽過歌手使用的麥克風價值百萬元，正所謂工欲善其事，必先利其器；這些麥克風到底差別在哪裡？我們又該怎麼選擇呢？

　　麥克風是 19 世紀末發明家貝爾所發明，經過歷代科學家的改良，衍生成現在各式各樣的種類，像是夾在領子上的迷你麥克風、有手把的球狀麥克等，其原理是將物理性聲音波動轉換為電子信號；而根據結構和收音範圍，又可以再分成以下幾類：

從結構來看

　　麥克風從結構來看可分為電容式麥克風（condenser microphone）和動圈式麥克風（dynamic microphone）。

電容式麥克風：

　　這種麥克風是靠著電容和隔板間距離的改變來產生電壓變化。當聲波進入麥克風，振動膜產生振動，振動膜和基板之間的距離會隨著振動而改變電壓，進而產生電流訊號。電容式麥克風通常需額外電源來維持及固定的極板電壓，它的優點是靈敏度高，可用於高品質的錄音，像是吉他彈奏、複雜的環境音等。由於電容式麥克風體積較為輕便，常應用於攝影機或數位相機內部的收音麥克風。

動圈式麥克風：

　　其構造包含線圈、振模以及永久磁鐵三部分。當聲波進入麥克風，振動膜受到聲波壓力而產生振動，與振動模連接在一起的線圈則開始在磁場中移動而產生電流訊號。動圈式麥克風因為含有線圈和磁鐵，通常體積較大，靈敏度稍低，高低頻響應的表現也沒有電容式麥克風來得好。但它收錄的聲音較為柔潤，適合用來收錄人聲及現場演出。

從收音類型與收音範圍來看

麥克風還可以再分為指向性（directional）和全向性（omnidirectional）兩大類。

指向性麥克風：

對於所設定之方向（通常預設為前方）之收音效果最好，其他方向來的聲音則會衰減，常見於手持式麥克風。

全向式麥克風：

又稱為無向性（non-directional，或稱無指向性），對來自不同角度的聲音，靈敏度都一樣，例如，領夾式麥克風。

依用途來選擇麥克風

在選擇麥克風之前，應先思考使用的用途和環境。如果主要錄製的是單一方向的聲音，可以選擇指向性麥克風，減少來自其他方向音源的干擾，例如，歌手演唱或錄音進行音聲分析等；如果是舉辦活動需要現場收音，則可選擇全向性麥克風較為適合。若是在非常安靜的錄音環境下（如錄音

室），可選擇電容式麥克風，忠實呈現嗓音的細微變化；如果是在吵雜的場地，使用動圈式麥克風較為適合。

麥克風該怎麼使用？

不同的麥克風在使用時有不同的細節需要注意，特別是**麥克風與嘴巴的距離和方向**；觀察歌手唱歌時，常會發現當歌手唱到大聲或是高音時，會把麥克風拉得離嘴巴比較遠，以利嗓音的投射傳遞；在唱比較低音或是呢喃的話語時，就會把麥克風移到嘴邊，以維持穩定的音量。

此外，使用指向型麥克風時，因為麥克風收音的範圍較為集中，因此要特別注意麥克風與嘴巴的角度，最好維持麥克風在嘴巴的前方 45 ～ 60 度，若角度過偏（例如放到下巴的位置），會降低收音效果，使麥克風的功能大打折扣。

除了使用麥克風輔助發聲之外，更重要的是提醒自己「我已經有用麥克風，不需要太過大聲或用力」。很多職業用聲者，例如，教師、賣場人員，縱然用了麥克風卻還是習慣大聲說話，如此一來，麥克風就對嗓音保健毫無幫助了。所以，麥克風你選對、用對了嗎？

Dr Voice 小提醒

讓麥克風幫你發聲

　　麥克風是職業用聲者的絕佳利器，有需要的民眾一定要好好的選用適合的款式，讓麥克風協助我們說好說滿。

8. 無形的美聲殺手——咽喉逆流

「你一定聽過胃食道逆流，但你聽過咽喉逆流嗎？」

「咽喉逆流對聲帶的影響，可是比胃食道逆流還要可怕呢！」

當胃酸逆流到食道時，醫學上稱為胃食道逆流（Gastroesophageal reflux disease, GERD），也就是俗稱的火燒心。病人常會有胸口灼熱感、吞嚥不適或疼痛，且平躺時症狀更嚴重。倘若胃液逆流到咽喉，直接或間接刺激咽喉組織時，就稱為咽喉逆流（Laryngopharyngeal reflux, LPR）。由於咽喉黏膜不像胃壁有厚厚的黏液層保護，特別容易受到胃酸的破壞。此外，不只是胃酸，胃部消化蛋白酶，甚至是膽汁，都有可能溢流到咽喉；這些不該出現在咽喉的消化道成分，同樣會對咽喉的黏膜帶來很大的刺激與損傷。

調整飲食習慣和生活習慣來改善症狀

臨床上咽喉逆流的病人，常有聲音沙啞、慢性咳嗽、異物感、反覆清喉嚨等症狀。較嚴重的個案可能還會出現肉芽

腫或聲門下狹窄等病症。由於這些症狀往往與咽喉炎、鼻涕倒流、扁桃腺發炎或結石十分相近，有時甚至需要用治療的效果來反推可能的病因，可說是咽喉嗓音疾病中十分惱人的病症之一。

　　無論是胃食道逆流或是咽喉逆流，除了藥物治療外，適當的飲食控制及規律的生活作息是相當重要的。

胃食道逆流和咽喉逆流的保健對策：

1. 少量多餐、細嚼慢嚥，避免暴飲暴食和狼吞虎嚥。
2. 減少食用刺激胃酸分泌的食物。例如，辛辣、油炸、柑橘類食物和含氣泡飲料等。此外，含薄荷、咖啡因等成分，會鬆弛下食道括約肌，引起大量胃酸分泌，也應盡量少吃。
3. 戒菸與避免二手菸。菸會增加胃酸、減少口水量，使胃食道逆流惡化。
4. 飯後兩小時內避免運動。如，快跑、抬重物、做仰臥起坐等。
5. 睡前三小時避免進食，以免就寢時胃部還有尚未排空的食物。
6. 床頭抬高或直接墊高床頭下方的床腳，讓咽喉的位置比胃部高，降低逆流發生的機會。
7. 心情放輕鬆。心理壓力也是咽喉逆流的成因之一，保持運動習慣、學習腹式呼吸或尋求心理諮商，有助於降低生活壓力與焦慮。
8. 穿著寬鬆衣物，過緊的衣著可能會增加腹部壓力，使胃部食物逆流。

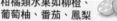

胃食道逆流飲食地雷

1. 胃酸分泌：柑橘類水果如柳橙、葡萄柚、番茄、鳳梨

2. 刺激性：酒、濃茶、咖啡、辣椒

3. 甜食：巧克力、甜點

4. 高脂食物：炸雞腿、煎魚、薯條、油飯、全脂牛奶

5. 其他：薄荷、碳酸飲料

　　如果飲食習慣和生活習慣調整後，症狀仍無明顯改善，甚至出現吞嚥困難、容易嗆咳或體重下降等症狀，請務必就醫檢查（以耳鼻喉科、肝膽腸胃科為主），千萬不要一味地服用成藥，以免延誤治療時間。

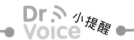

不可輕忽胃食道逆流

　　胃食道逆流是國人常見的問題之一，占了嗓音門診病人中很可觀的比例（約 10～20%），大家千萬不可輕忽胃食道逆流的症狀喔！對於長期抽菸喝酒的病人，如果出現咽喉疼痛、吞嚥困難、痰中帶血、體重減輕等症狀，一定要盡速求診，以檢查是否出現咽喉或食道腫瘤！

9. 丹田到底是什麼？

「講話要用丹田，聲帶才不會受傷。」

「聲音會沙啞就是因為沒用丹田說話啦……」

你是否聽過這樣的說法呢？「丹田」到底是什麼東西呢？為什麼我找不到丹田在哪呢？

以中醫的觀點來看，丹田是人體經脈匯聚最密集的地方，也是古人視為儲藏精氣神之處，最早在《東醫寶鑑》一書中提到人有三丹田，分別為上、中、下丹田，其中的下丹田，就是後來較常提到的丹田。但是，各家門派對丹田卻有著不同的說法，有人認為，丹田是一個區域，以會陰部為底，肚臍下三寸左右為上端，呈現盆狀的型態；也有人認為丹田就是為在肚臍下方 1 ～ 2 寸的穴位。

聽起來是不是很抽象呢？其實，從解剖學和生理學的觀點來看，人體並沒有丹田這一個器官，所以在任何典籍或場合提到的丹田，多半就只能意會，不可言傳，須自己用心琢磨才行。

各種的呼吸方式簡介

　　在說明用丹田說話之前，讓我們先簡單回顧一下，呼吸方式可分成幾種：胸式呼吸、腹式呼吸、鎖骨式呼吸，前兩者比較常見，第三種鎖骨式較為少見。

胸式呼吸

　　吸氣時胸腔會上下起伏，此種呼吸法吸得較淺，換氣速度較快，通常劇烈運動時會採取這樣的呼吸方式，讓大量的空氣在短時間內進出肺部。

腹式呼吸

　　此種呼吸法強調橫膈膜的運動，在吸氣時讓橫膈膜下降感受腹部凸起，此時因壓縮腹腔而使肺部膨脹進氣的範圍變更大；反之，吐氣時腹部用力，橫膈膜上抬壓縮肺部排出空氣。因為橫膈膜能夠活動的空間比肋骨胸腔大得多，腹式呼吸可以讓較多的氣體進出肺部，吸氣量相對較為充足。

鎖骨式呼吸

　　這種呼吸方式在吸氣時會抬高肩膀，並使用頸部附屬肌

群（如，胸鎖乳突肌），通常只會出現在非常喘，用前兩種呼吸模式也吸不夠氣的時候。當看到病人呼吸時連脖子的肌肉都用上，就暗示可能缺氧嚴重，瀕臨呼吸衰竭的邊緣（例如，氣喘急性發作）。

如果平常說話時使用這類呼吸模式，不僅吸氣過淺、吸氣量不足，無法提供說話時充足的呼吸支持，還可能造成頸部壓力過大，引發喉部緊繃、疼痛等其他症狀。

最有效率的呼吸模式

一般來說，腹式呼吸是最有效率的呼吸模式，主要原因是腹式呼吸可以讓最底部的肺葉也充分的進行氣體交換，達到更高的換氣量。此外，橫膈膜上升下降的動作會產生活塞效果，可將整個肺部膨脹收縮並促進靜脈血液的回流，有助於身體血液循環。再者，透過緩慢、細長的腹式呼吸，能安定交感神經，活化副交感神經，自然達到放鬆的效果。

回到一開場提到的「用丹田說話」，最簡單的解釋就是**運用腹式呼吸，吸進更多的空氣以提供發聲時振動聲帶需要的足夠壓力與氣流**，自然能讓發聲說話更有效率，聲音宏亮，也比較不容易傷及聲帶。

想學會腹式呼吸嗎？

練習的方式如下：首先，用嘴巴慢慢地吐氣，感受腹部自然向內微縮，把氣吐光；再放鬆吸氣，從鼻子自然不刻意地慢慢吸，同時感受腹部自然往外膨出（橫膈膜下降），讓肺部的空間達到最大；這樣就完成了一次腹式呼吸，如此放鬆地多做幾次，不需要刻意縮肚子或是把肚子挺出去，一切以自然放鬆為主。

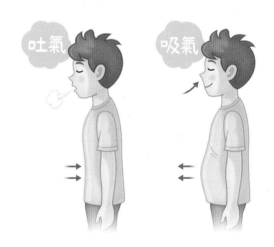

腹式呼吸的練習方式

吐氣時，用嘴巴慢慢地吐出，腹部自然微縮，把氣吐光；
再放鬆吸氣，鼻子自然不刻意地慢慢吸，腹部自然彈出。

　　國外研究曾提到，不是所有的說話情況都需要腹式呼吸，只有專業的聲音表演者，例如，聲樂家、舞台劇演員，需要將腹式呼吸結合到說話和表演中，其他一般的職業用聲者，倒也不必那麼強求，不用太執著於用腹式呼吸或是用丹田說話，以免徒增困擾。

　　請記住，說話應該是一件放鬆、開心的事啊！如果因為在意腹式呼吸而發聲不自在，反而得不償失了。

Dr Voice 小提醒

說話時要適時換氣，避免聲帶受損

　　說話時要有足夠的肺部壓力推動氣流來振動聲帶，當句子說得太長，用到最後一口氣，喉部肌肉會不自主收縮緊閉，增加聲帶受損的機率。因此，說話時請記得適時換氣，不要撐到最後一刻！

10. 吃喉糖有用嗎？

「天然的尚好，枇杷膏潤喉糖讓你保養你的喉嚨。」
「聲音沙啞可以吃喉糖嗎？有效嗎？」

市面上宣稱可以保養喉嚨的保養品五花八門，像是枇杷膏、喉片、潤喉糖等，可說是百家爭鳴的熱門產品，很多商品更主打可以治療嗓音沙啞的問題。究竟，這類產品對嗓音有用嗎？該怎麼吃對嗓音比較有幫助呢？

簡單分析目前市面上的產品，大致上可以分為潤喉與殺菌兩大類。

潤喉類

大部分的潤喉類食品成分以甘草、薄荷、枇杷葉、檸檬等為主，**目的是刺激唾液分泌，讓口腔、喉部濕潤**。這些成分中需要特別注意的，就是會讓喉部冰冰涼涼的薄荷，由於薄荷會使下食道括約肌放鬆，所以建議在吃飽飯後或是**本身容易胃食道逆流的人，不要吃太多含薄荷的產品**，以免引發胃食道逆流，造成反效果。

　　潤喉類的喉糖雖然大部分吃起來會覺得喉部較為濕潤舒適（有時候甚至是冰涼感），但是若因此就過度依賴潤喉糖，繼續說話、聊天甚至唱歌，忽略讓喉部休息放鬆，聲帶的狀況反而會更糟。無論如何，適度休息、隨時補充水分才是最重要的保養方式！

止痛殺菌類

　　另一類產品則是含有局部消炎止痛或殺菌消毒等成分，在感冒初期，或是出現輕微喉嚨痛、咳嗽等狀況時，可以酌量使用，緩解喉部不舒服的症狀，也可減少口服藥物的用量。前提是必須在醫師的指示下選用適合的產品，也要特別注意使用後的狀況，如果症狀沒有減緩，甚至有更嚴重的趨勢，一定要盡快就醫！

　　無論是潤喉類或止痛殺菌類的產品，都不適合大量食用或過度依賴，特別是一些口感較甜的喉糖，可別當糖果吃。中醫有此一說「甜食易生痰」，**過多的糖分會使得喉部的異物感更明顯，影響發聲**。再者，喉部不適就是身體發出警訊，提醒我們該讓聲帶適時的休息，如果因為吃了這些產品後，自覺舒服許多就肆無忌憚地說話、唱歌，對聲帶的傷害可是會加倍的嚴重喔！

Dr Voice 小提醒

喝水、休息才是護嗓鐵則

任何經口吃下去的東西，都是從咽喉進入食道，除非不小心嗆到，才會通過位於氣管上方的聲帶。因此，任何的喉糖都不會直接作用在聲帶之上，喝水、休息才是護嗓的長久之計，切勿本末倒置！

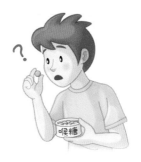

11. 整天清喉嚨別輕忽，
當心聲帶受損

「常覺得喉嚨有一口痰，不咳不快，但又清不出來，整天都要一直ㄎㄟㄎㄟㄎㄟ的，好惱人啊！」

想一想，被蚊子咬了一包，我們如果一直抓會怎麼樣？通常會越抓越癢，甚至抓出傷口來。清喉嚨也一樣，很多聲音沙啞的民眾都有清喉嚨或用力咳嗽的習慣，越清越用力，彷彿沒有結束的時候，最後反而加劇了聲帶的受損。

越用力清、用力咳，喉嚨越卡

清喉嚨或用力咳嗽的動作，會給聲帶造成很大的負荷。當我們在說話發聲時，兩片聲帶靠攏，氣流推動聲帶產生規律開合的波動以發出聲音；而當我們清喉嚨或用力清喉嚨時，左右兩片聲帶會用力閉合，就好像關門時把門板用力關上。這樣的壞習慣久而久之會造成聲帶出血、潰瘍，甚至是肉芽腫（細節可以參見「Part3 常見疾病篇」）。

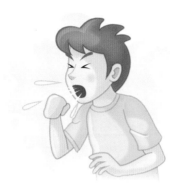

清喉嚨和咳嗽易傷聲帶

釐清喉嚨異物感的成因

　　「那～很想清喉嚨的時候怎麼辦？」首先，我們要先確定喉嚨異物感的成因是什麼，例如，咽喉逆流、鼻涕倒流、發聲方式不正確、慢性扁桃腺發炎與心理壓力等。如果是因為咽喉逆流造成慢性咽喉炎而引發異物感，請先至耳鼻喉科或腸胃科治療，調整生活作息，必要時適度的服用藥物，緩解逆流的問題。

　　在飲食上也要多加注意，**避免酒精類、油炸辛辣類、甜食、柑橘類水果、咖啡、濃茶等食物**，此外，**薄荷類的食品也要避免**，以免影響下食道括約肌運作、刺激胃酸分泌，加

劇逆流的症狀。

鼻涕倒流

鼻涕倒流也是一個常見的原因,除了求診於耳鼻喉科醫師,症狀嚴重時服用藥物外,平時的保養可不能忽略。對於有鼻過敏體質的病人,**適時地使用清淨機、除濕機**,可抑制台灣最常見的過敏原「塵蟎」的生長,有助於減緩慢性鼻炎。若症狀嚴重、鼻涕較多時,也可以**搭配洗鼻器清洗鼻腔**,把鼻涕清乾淨,再配合醫師處方**使用控制慢性鼻炎的噴劑**,讓鼻子保持通暢,進而減少分泌物與鼻涕倒流。

發聲方式不正確

錯誤的發聲方式也可能會讓喉部異物感變得明顯。適時的**喉部按摩與肩頸伸展可以放鬆肌肉**,或是運用共鳴和軟起聲來提高發聲效率,**減少對聲帶的傷害**。

身心壓力大

心理壓力也可能是造成喉部不適的原因之一,有些病人會因挫折、憂鬱、焦慮或恐慌等情緒上的問題,轉化成對喉部輕微不適的過度關注。**保持規律的生活作息與運動,安排**

喜歡的活動，讓緊繃的生活壓力得以舒緩。如果經過多次就醫都沒有發現任何功能與構造上的問題，不妨求助於身心科醫師，透過諮商或是藥物輔助，來減輕生理或是心理上的困擾（註：身心症常見咽喉異物感、胸悶、耳鳴、心悸等症狀）。

慢性扁桃腺發炎

另一個可能的原因是慢性扁桃腺發炎，常見的症狀如異物感、吞嚥不適、口腔有異味或是出現白色米粒狀臭臭的小顆粒（俗稱扁桃腺結石）。醫療上常用的控制方式包括口腔殺菌漱口水、口服抗生素等。

造成喉部異物感的原因很多，建議有類似困擾的病人，還是要到耳鼻喉科做個完整的檢查，逐一排除各種可能的致病因子，才能對症下藥、早日康復！

Dr Voice　小提醒

用吞口水取代清喉嚨的動作

　　人難免會有喉嚨不舒服的時候，下次想要清喉嚨時，請先忍耐一下或試著吞口水。如果還是不舒服，可以輕輕的咳一下，盡量降低清喉嚨的次數及用力程度。

12. 原來是荷爾蒙作祟

「每個月好朋友快來的時候，嗓音好像會變得比較差，這樣正常嗎？」

女性在月事期間，特別是月經快來的前幾天到經期的頭一兩天，由於性腺激素分泌發生變化，喉部分泌物會變多，聲帶會出現充血、水腫的情況，微血管壁也會變得比平時脆弱。此時，如果用聲過量，會使得本來就充血、水腫的聲帶更加嚴重，甚至產生黏膜下出血等問題，以至於嗓音變得低沉、沙啞，喉嚨乾、異物感等症狀也更加明顯，嚴重時還可能完全發不出聲音。這些症狀等經期一過，又會漸漸恢復原本的狀態，音質也逐漸恢復。

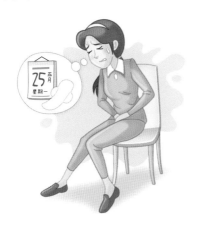

月事也會影響嗓音表現，
女性朋友別輕忽喔！

經期前後的嗓音保養

　　首要之務是**避免在月經期間過度用聲、飆高音、大叫、清喉嚨等行為**；原本聲帶狀況就不佳的病人，例如，患有慢性喉炎、聲帶結節、息肉、聲帶出血等病症，應考慮暫時休養。對於歌手或演員等職業用聲者，如果每到月經前都有音質變差的問題，則可以考慮避開這段時間，暫緩演出或減少訓練量。另外，**減少刺激性食物**，如，辣椒、胡椒及咖啡、濃茶等。最後，務必注意身體狀況，戴口罩勤洗手，**避免上呼吸道感染引起咳嗽、聲帶充血或水腫等症狀**。

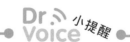

Dr. Voice 小提醒

情緒也會影響嗓音表現喔！

　　嗓音的變化也是經前症候群的一部分，很多女性朋友會因為經期而影響情緒，容易煩躁不安，情緒波動大，這些也可能間接影響嗓音的表現。畢竟，想要擁有好嗓音，可先要有好心情喔！

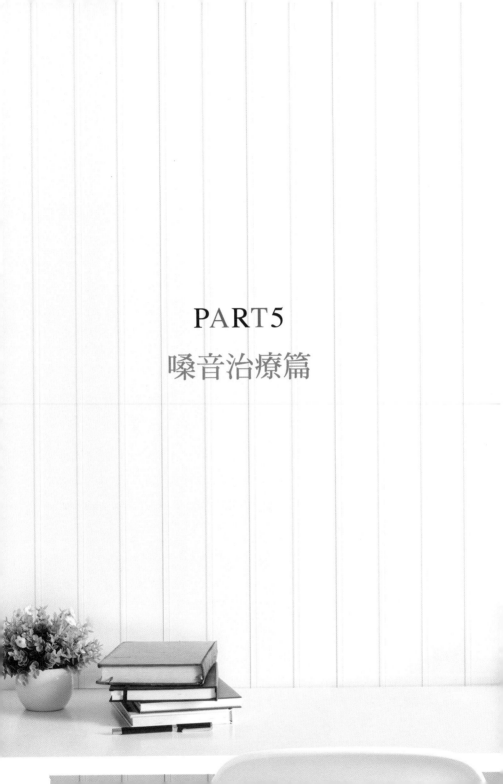

PART5

嗓音治療篇

1. 嗓音沙啞免開刀──嗓音治療

「聲帶長繭了，一定要開刀嗎？」

「醫師建議我做嗓音治療，那是什麼呢？」

你知道嗎？聲音沙啞，除了開刀、吃藥，其實還有更重要的治療方式──嗓音治療。

　　嗓音治療是語言治療師的專業之一，包含的範圍相當廣泛，舉凡用聲習慣的矯正、發聲技巧的調整、聲帶功能的訓練，到日常嗓音的保養與使用，甚至提供心理支持，都是嗓音治療的重點。舉凡常見的**聲帶長繭、息肉、過度用力、嗓音疲憊、聲帶麻痺……等，都是嗓音治療可以協助的對象。**另外，嗓音治療也可以用於預防保健，建立良好的用聲習慣，避免嗓音疾病的發生。

　　根據研究顯示，嗓音治療對於聲帶長繭或是功能性嗓音異常病人，具有相當好的治療成效；已經接受聲帶手術的病人，也可以透過嗓音治療降低復發機率或讓說話更輕鬆。此外，國內外也有研究發現，**嗓音治療有助於一般民眾或職業用聲者正確用聲，避免潛在傷害與減緩聲帶的老化。**

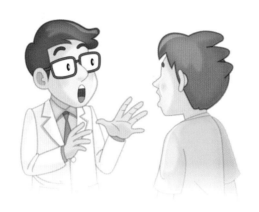

語言治療師提供的嗓音治療有助於嗓音保養與恢復喔。

嗓音治療的內容是什麼？學講話嗎？

　　嗓音治療不是單單教講話，其中的學問可大了。語言治療師通常會先進行縝密的評估，包含觀察病人的溝通模式、用聲習慣與呼吸型態，並檢查發聲功能；之後，再依照病人個別需求，量身訂作適合病人的治療目標與方式，進一步給予嗓音衛教、聲帶訓練、調整呼吸與發聲，協助病人減少錯誤的用聲習慣，並找到最合適的發聲方式。

　　由於嗓音治療是一種非侵入性的治療方式，通常**需要 1～2 個月以上的規律治療並配合積極的自主練習，才會有明顯的成效**。因此，當您接受嗓音治療時，請多給自己與治療師一點時間，持之以恆，自然能感受到成效。

　　在後面的章節中，我們要公開語言治療師常用的四大心法，讓大家也可以在日常生活中健聲護嗓，一起擁有好嗓音。

Dr Voice 小提醒

長期累積的傷害，修復當然也需要時間

　　大部分的嗓音障礙都跟用聲習慣不當有關，如果將嗓音疾病比擬成因為姿勢不正確所造成的運動傷害，那麼嗓音治療就像是調整運動姿勢與日常訓練。試想，當我們找教練調整錯誤的運動姿勢，是不是也需要花很多時間慢慢改正才會看到成效呢？

2. 心法①：基本功「嗓音衛教」

習武界有此一說：「習武欲求真功，當於內功上下功夫，否則只是體操矣。」

在所有眾多護嗓健聲的方法中，以「嗓音衛教」最為基本，就像武俠小說中，習武之人必練的基礎內功。如果平常說話時不斷地做出傷害聲帶的動作，那其他的練習再怎麼做也只是徒勞。

日常生活中多加留意下列要點，可避免聲帶損傷：

　　1. **多喝水**，使聲帶保持濕潤，不但可以減少說話時所需要的費力程度，亦可減少聲帶振動時可能的傷害。

　　2. **維持充足的睡眠與適當的運動**，讓身體保持在良好的狀態，有利於嗓音的使用。

　　3. **減少清喉嚨或用力咳嗽**，這些壞習慣會讓聲帶用力碰撞，傷害不亞於大聲尖叫，很容易使聲帶受傷，甚至造成聲帶肉芽腫等慢性疾病。

　　4. **避免刺激性的食物**，刺激性食物可能會使聲帶乾燥，

或增加黏膜分泌物的黏稠度，也可能提高胃酸逆流的機會與嚴重度，能免則免。

5. **遠離菸酒**，無論是直接吸菸或是二手菸，都會刺激聲帶造成聲帶慢性發炎、水腫，還可能造成喉癌，對身體百害而無一利。過量飲酒同樣會使聲帶水腫，並且加劇胃食道逆流。

6. **勿過分依賴喉糖**，尤其是吃了喉糖後症狀暫時舒緩，就繼續濫用嗓音，會使聲帶受損更加嚴重。適度的禁聲休息，才是嗓音出狀況時的正確應對方式。

7. **輕聲細語**，使用正確方式說話可以降低喉部肌肉與聲帶的負擔，更是健聲護嗓中相當重要的基本功。

8. **不要把話講到氣快要不夠用的時候，才急忙大口呼吸**。這種習慣容易使得喉部肌群過度用力，造成肌肉張力緊繃並衍生出許多嗓音疾病。

9. **避免聲音濫用（如大聲喊叫）**。嗓音疲憊時，更要適度的休息或禁聲。

10. **在吵雜環境說話時可搭配麥克風以減輕聲帶負擔。**

更重要的是，當嗓音出現問題時，千萬不要硬撐，一定要尋求耳鼻喉科醫師或是語言治療師的專業檢查，確定聲帶

的情況，才能正確地做出調整，盡快解決嗓音困擾。

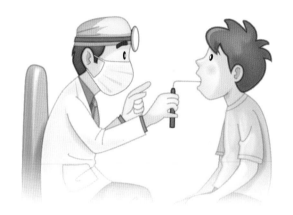

3. 心法②：有鬆才敢大聲

某政治人物曾說：「政治不難，找回良心而已。」

語言治療師則說：「說話不難，找回放鬆而已。」

放鬆，看似簡單的兩個字，做起來可是大有難度，也是語言治療師在臨床治療上相當強調的關鍵。我們不只要心理放鬆、身體放鬆，喉部肌群也要放鬆，這樣說起話、練起嗓音，才會有效。相對的，喉部沒有放鬆，就算學會再多的技巧，也於事無補。所以，有鬆才敢大聲，才能說好說滿。語言治療師的放鬆秘技，你不能不學！

放鬆秘技①：肩頸伸展放鬆

肩頸放鬆是平時最容易做的放鬆技巧，主要是針對肩頸部、胸部與上臂等肌群，我們可以透過下面幾個簡單的動作來放鬆緊繃的肌肉：

放鬆肩頸肌肉，也放鬆喉外肌群

1. 用力聳肩，維持 5 秒鐘後，瞬間放鬆（讓肩膀自然垮下）。透過瞬間放掉的動作來放鬆肩膀周遭肌肉。

2. 慢慢低頭，感覺頸部後方肌肉伸展後，再慢慢回到原本的位置。

3. 將頭慢慢傾向左邊，此時左手可以彎上來輕壓頭部，協助右側肩頸肌肉伸展，再慢慢回到中間，之後一樣的步驟，將頭傾向右邊，伸展左側肌肉。

4. 雙手交叉用力向前推，再向上延伸，做一個伸懶腰的動作，過程中都保持雙手用力向外撐，直到雙手呈水平後，瞬間放下放鬆。

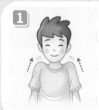 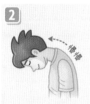 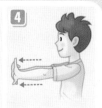

　　透過這四個簡單的動作，可以協助我們放鬆肩頸部，也能間接放鬆喉外肌群，大家平時可多加利用，**脖子肩膀不緊繃，聲音才不會也跟著緊繃**。如果做的過程中會感到疼痛，請記得與醫師或語言治療師討論後再執行喔！

放鬆秘技②：與生俱來的放鬆術——彈唇與打哈欠

　　彈唇與打哈欠都是很好的放鬆喉部方式，也是我們天生就會的放鬆絕技。但是，隨著年齡的增長，或許是因為生活壓力或在意旁人眼光，我們漸漸地遺忘了這些有助於放鬆喉部的技巧。在我們治療的經驗中，小朋友不僅可以快速學會這兩個技巧，還可以運用自如呢！趁這個機會，找回赤子之心吧！

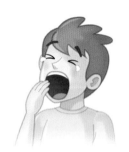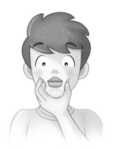

打哈欠和彈唇可以放鬆喉部喔。

打哈欠

每次打完哈欠，你是否覺得身體跟著舒服許多呢？打哈欠是一個很棒的放鬆方式，當喉部肌肉緊繃時，不妨打個大哈欠、伸伸懶腰，讓全身伸展一下。倘若無法自主控制打哈欠，則可以嘗試嘴巴張大吸一口氣，將氣流控制在咽部，然後模仿打哈欠的方式，將嘴巴張得更大，讓氣流從嘴巴呼出，此時如果可以同時發出「哈 M」的哈欠聲，對於喉部放鬆就更有幫助了。

彈唇

彈唇也是一個天生就會的放鬆技巧。所謂的彈唇，就是輕輕的將嘴唇噘起，同時吹氣發聲，讓兩片嘴唇維持快速震動。彈唇可有效的放鬆臉部、口腔及喉部，還可以讓聲音共鳴位置往前移，發聲會更加輕鬆。

練習彈唇時，如果無法邊彈唇邊維持聲帶發聲，就以單純嘴唇震動方式即可，不用出聲音也沒有關係，無需勉強喔！

練習步驟：

1. 穩定唇型，先將手的食指和大拇指輕壓在嘴角兩側。

2. 吹氣讓嘴唇彈動，並控制氣流使嘴唇彈動穩定。

3. 熟練後，一邊彈唇一邊出聲。過程中喉部不可用力，感覺聲音聚焦在嘴唇上。

4. 最後，用彈唇方式哼一首輕鬆簡單的歌，感覺聲音和嘴唇的變化。

放鬆秘技③：超神奇吹水放鬆術

「治療師你別開玩笑了，往水裡吹泡泡就可以放鬆？」

沒錯！吹水搭配正確的發聲，就可以達到按摩聲帶、放鬆喉部的效果，亦有助於穩定聲帶振動；這可是經過嚴謹的臨床研究，證實對於嗓音問題有顯著成效的治療方式，也是臨床常用的放鬆技巧之一。

簡易版吹水放鬆術執行步驟：

1. 裝一杯水，水深約 1 ～ 2 公分即可，不可太深。
2. 拿一根吸管插入水中，一般粗細的即可，初學者應避免使用太粗（如，喝珍珠奶茶）或太細（如，喝養樂多）的吸管。
3. 輕輕吹水並維持水中有穩定的泡泡，過程中確定喉部沒有特別用力。
4. 吹水同時發出「呼～～～」的聲音。這是最關鍵的步驟，記得盡量以輕鬆的方式吹水並出聲，不要吹到完全沒氣。

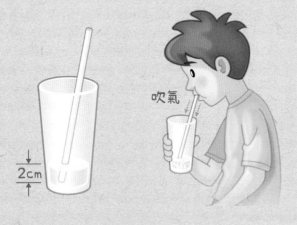

　　吹水放鬆術的原理是，當口（唇）含著吸管吹氣發聲時，由於雙唇部分的關閉，因而產生壓力回饋至聲帶，使聲帶可以穩定地振動，發聲也更為省力。吹水放鬆術在任何時候都可執行，做的時候要感覺聲音氣流集中在嘴唇前方，喉部會有打開放鬆的感覺，每次做不需要連續太久，約 3 ～ 5 分鐘即可。

　　由於吹水放鬆的技巧能放鬆喉部、穩定聲帶振動，不僅當喉部覺得緊、累的時候可以做，當自己察覺嗓音不穩定或大量用聲前（例如，老師在講課前），也可以執行吹水放鬆術。對於需要唱歌表演的職業，如，歌手、直播主，在演出前，先用吹水放鬆術來哼一首歌，對於表演也會有幫助喔！

4. 心法③：嗓音健聲房

「先生，來運動喔！」

「小姐，這是這一期的健身課程，請參考看看。」

強國必先強身，也必須強聲。發聲功能也是要運動、鍛鍊一下，才能夠歷久不衰呢！我們都知道，一般運動員需要進行運動肌群肌耐力、協調力的訓練，像是棒球投手會增加手部、腰部、腿部的力量與協調，才能投出穩定有威力的球；籃球員除了精進投籃、運球的技巧外，也必須加強體力和肌耐力的訓練，可以說各種職業運動無一例外。

可是，每天都需要用聲的我們，平常有針對發聲功能做訓練嗎？我們是不是把說話這件事看得太理所當然，而忘了發聲相關肌群也需要適當的運動呢？現在，就跟語言治療師一起來健聲吧！不過，在開始之前要提醒您，因為聲帶比一般的肌肉要來得細小，某些健身的概念（如，重訓）並不完全適合，需要有特別的運動方式來訓練，才不會受傷喔。

訓練秘技①：最全面的發聲訓練──嗓音功能運動

嗓音功能運動是臨床上常用的治療手法，它可以訓練呼吸、發聲、共鳴等機轉，促進整體發聲功能的耐力與協調力。執行步驟如下：

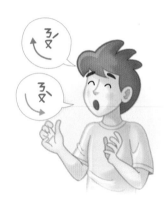

高低音的滑音訓練對聲帶的發聲功能很有幫助喔。

1.輕輕地說「一」，說得越長越好，過程中盡量保持聲音穩定。男性音高盡量調整到中央 C 以下的 F 音，女性則是建議中央 C 以上的 F 音，可視狀況調整。

2.發ㄋㄡ或 whoop 的聲音，從最低音滑到最高音。

3. 發ㄅㄨ或 boom 的聲音，從最高音滑到最低音。

4. 用ㄨ來唱，Do、Re、Mi、Fa、Sol，每個音越長越好，記得每個音中間要換氣，過程中注意保持氣流穩定輸出。此時男性音高盡量以低於中央 C 一個八度音來唱，女性則是建議以中央 C 來做練習，如果以該音高發聲時容易不舒服，則可以改以自己舒適的音高來練習。

　　這個方法是美國嗓音權威 Stemple 所提出，詳細的練習課表建議如下：

嗓音功能運動練習課表（每一個階段都至少須維持 1 週）
第一階段：步驟 1～4，每天做 2 次、每次 2 回。
第二階段：步驟 1～4，每天做 1 次、每次 2 回。
第三階段：步驟 1～4，每天做 1 次、每次 1 回。
第四階段：步驟 4 每天做 1 次、每次 2 回。
第五階段：步驟 4 每天做 1 次、每次 1 回。
第六階段：步驟 4 每週做 3 次、每次 1 回。
第七階段：步驟 4 每週做 1 次、每次 1 回。

　　根據我們的經驗，為了方便臨床練習，我們也鼓勵病人在治療期間，維持每天 2 次、每次 2 回的練習頻率。在練習的過程中應該避免咽喉部出現疼痛、灼熱或是不適的感覺；如果進行完嗓音功能運動會覺得疼痛或是非常疲倦，發聲說話變得更困難時，請立刻暫停訓練，並與語言治療師討論，重新評估是否聲帶情況不適合練習，或是有某個步驟執行方式不正確。千萬不要因為求好心切，而錯誤或是過度練習造成反效果。

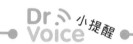

長期練習可減少聲帶受傷與維持彈性

　　我們的聲帶在發出高音時會拉長繃緊，用一般聲調說話時則放鬆。因此，嗓音功能運動就像是運動前後的暖身及收操，透過高低聲調的練習，就像是幫聲帶拉筋一般，長期練習可以減少聲帶受傷的機會，也有維持聲帶彈性的效果！

訓練秘技②：隨手就能練肺活量

　　肺活量是指吸飽氣後再用力吐出的氣體總量。一般來說，成年男性肺活量約為 3,500ml，女性約 2,500ml。肺活量會隨著年齡而變化，成年時期的肺活量是最好的，幼童和老年人的肺活量則較小。此外，身體的狀況也會影響肺活量，如果身體狀況不佳，或長年沒有運動造成身體機能退化，也會使肺活量降低，供氧量減少，加速人體老化。

　　難道我們只能眼睜睜地看著呼吸功能逐漸衰退嗎？其實，**透過運動及呼吸的訓練，就可以增加呼吸肌力並提高肺部的彈性，同步改善呼吸的機能和效率**。不過，增加肺活量通常需要中強度以上的有氧運動，例如，健走、游泳、跑步等；散步、逛街、掃地、拖地這類的活動量是不夠的喔。

　　此外，隨手可得的空寶特瓶，也可以是我們練習呼吸的小幫手。我們可以先拿一般 600 ～ 750ml 的寶特瓶試試看，用嘴巴含著瓶口，練習用力吸氣，把瓶子吸扁，再用力吐氣，把寶特瓶吹漲；如此訓練，反覆 10 次（如下頁圖）。如果這樣練習起來太輕鬆，就可以選擇大一點的瓶子，挑戰一下；反之，覺得很費力時可改用小一點的寶特瓶，量力而為即可。

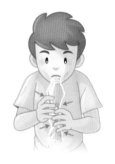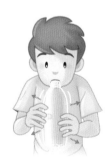

　　如果希望用更專業的器具練習，則可以到坊間的醫療器材行購買肺量計，此裝置含有三顆球及一條軟管，透過用力「吸氣」（不是吹氣喔！）把球吸上去，當吸氣量越大時，移動的球數量也會增加。除了把球吸上去外，也可以練習讓球停在頂端的時間變長。勤加練習可有效加強肺活量與氣流的控制力喔！

Dr Voice 小提醒

肺活量與發聲功能息息相關

　　當我們靜靜的呼吸時，每次吸入與吐出的空氣大約是 500ml；說話時則需要用到兩倍的氣流量，也就是 1,000ml，才足以維持聲帶規律振動所需要的氣流。

這也正是為什麼動過心肺等大手術的病人，常常因為換氣量不足，而顯得說話有氣無力，音量太小。因此，千萬不要小看呼吸與肺活量對發聲功能的重要性唷！

訓練秘技③：控球精準也很重要

愛看棒球的讀者都知道，投手球速再快，也有會被打爆的一天；只有精準控球，才是致勝的關鍵！因此，除了增加肺活量外，學習氣流控制也一樣重要。臨床上常觀察到很多病人肺活量雖然充足，卻不懂得控制氣流，造成說話時氣太快用完，上氣不接下氣，容易覺得累，甚至越說喉部越緊繃。該怎麼練習控制氣流呢？只需要一根吸管，加上一顆保麗龍球即可，方式如下：

氣流控制練習：
1. 用力吹：深吸一口氣後用力吹，看看可以把保麗龍球吹得多高。
2. 穩定吹：緩緩地吹起保麗龍球，讓它穩定停在一個固定的高度，訓練氣流的穩定性。
3. 間歇吹：短促地吹氣，讓球呈現上下上下的活動情況。

　　此外，也可拿衛生紙來做氣流控制的練習；初階版是拿著衛生紙，輕輕吹氣，讓衛生紙保持「穩定」飄動；進階版的練習，則是把衛生紙先攤在牆面上，利用吹氣的方式（手移開），讓衛生紙停留在牆上。藉由這些簡單又便宜的訓練方式，就可以練習吐氣的控制能力，假以時日，自然對說話或唱歌有所助益。

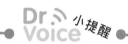

避免一口氣說太長的句子和適時的換氣

　　如果讀者有吹奏樂器的經驗，應該知道氣流控制對吹奏樂曲的重要性。另一個更生活化的例子則是唱歌的時候，是不是常常需要尋找正確的換氣時機呢？當氣不夠而一句歌詞又還沒唱完時，是不是會有擠壓喉嚨，勉強出聲的感覺？這些都是很常見的錯誤用聲習慣。不只是唱歌，在日常生活需要說話的場合，也可以多留意氣流的分配和使用是否得當。適時的換氣可有效避免喉部過度緊繃、減少對聲帶帶來的傷害，千萬不要撐到快沒氣了才瞬間大口用力吸氣喔。

　　另外一個簡單的技巧，則是把說話想像成朗讀文章，遇到逗點或句點時稍微停頓一下，如此可避免一口氣說太長的句子，讓肺部得以適時的換氣，維持足夠的氣流與穩定的聲帶振動。

5. 心法④：臨陣磨槍，不亮也光

「只要環境吵雜一點，別人就聽不清楚我的聲音了。」

「為什麼別人講話的聲音那麼響亮，是因為有用丹田嗎？」

兵法再強，無法上戰場也沒用。治療也好，運動也罷，最後的目的都是希望能在日常生活中自然地使用出來。在嗓音治療的領域也是，最後一關，就是要把語言治療師傳授的技巧，跟平常自主訓練的成果，用在日常生活或是工作場合中。用輕鬆的方式說話，減低說話的負擔，達到隨心所欲不傷聲的最高境界。

應用秘技①：前置共鳴讓聲音穿透力十足

運用腹式呼吸或是俗稱的用丹田說話，的確能讓說話時維持足夠的胸腔壓力與穩定的氣流，但是如果我們想要讓聲音亮一些，穿透力好一些，「共鳴」正是關鍵。所謂的共鳴，是聲帶振動的基礎音波（男生約 120Hz、女生 220Hz），在咽喉口腔中傳送被增強的諧波；換句話說，每個人因為頭腔、

鼻腔，甚至舌頭大小的構造都不盡相同，共鳴的結果就產生了每個人獨特的音質與音色。

而前置共鳴，指的就是發聲時將共鳴腔往前推，集中在鼻腔與嘴唇。當使用前置共鳴發聲時，聲道肌群會放鬆，此時聲帶只需輕鬆開合振動，就能發出宏亮的音色，如同打網球或是打棒球時擊中球拍或球棒的甜蜜點，不需要太過用力就能達到事半功倍的效果。

前置共鳴的練習方式相當多元，經過調整後，建議如下：

前置共鳴練習法：
1. 先找出自己最輕鬆自然的音高。
2. 用步驟 1 的音高，輕輕發 hmmmm ～的音，盡量保持喉部輕鬆，將聲音往前方投射，感覺唇的振動。
3. 練習用 hmmmm ～搭配不同的韻母，例如 hma ～、hmi ～、hmu……等短音。
4. 練習 hmamama、hmimimi、hmumumu 等，可改變速度或音量，維持前置共鳴。

接下來，嘗試將前置共鳴技巧應用在字詞上，可先以ㄇ開頭的二字詞、三字詞為主，隨著越來越熟練，即可應用到

四字詞或五字詞，甚至是其他非ㄇ開頭的字，之後再進展到
長句和文章；最後，試著在日常生活中使用前置共鳴，也可
以慢慢將前置共鳴與自己原本的說話方式融合，達到最自然
且輕鬆的狀態。

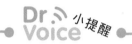

利用共鳴的技巧，讓聲波穿透出去

　　現在的演唱會上，麥克風可說是必備的收音與傳
聲工具，但各位可有想過，在 18、19 世紀的歌劇演出
時，沒有麥克風的歌唱家要如何在管弦樂團的伴奏聲
中，讓自己的歌聲被觀眾聽得清楚呢？難不成一個人
的音量能夠大到蓋過幾十人的樂團嗎？

　　其實不然，聲樂家的祕訣就在於運用共鳴的技巧，
讓聲波透過咽喉共鳴，在 3,000Hz 的地方出現特別增
強的諧波，英文稱之為 Singer's Formant，而 3,000Hz
正是人的耳殼與外耳道對聲音最敏感的部分。換句話
說，雖然歌唱家的音量不可能大過於整個管弦樂團，
但只要他的歌聲在 3,000Hz 的頻段比弦樂團來得突

出，自然可以清晰的傳入聽眾的耳中，完全不需要麥克風的協助唷！

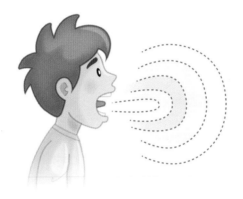

良好的共鳴有助於聲音的傳遞，聲帶的負擔也會輕鬆許多喔！

應用秘技②：輕碰即可，溫柔的軟起聲

　　軟起聲是一種很重要的發聲技巧，練習的重點是發出聲音時，喉部盡量放鬆，用類似打哈欠的動作，體會氣流通過聲帶，聲音再跟著發出來的感覺。此時，空氣能夠自然地從

肺部流經輕輕靠攏的聲帶產生振動，避免聲帶太過用力的碰撞與接觸。

　　相對於軟起聲，說話也有「硬」起聲，聽起來就像阿兵哥報數或是忽然大叫、罵人的聲音。發出這類硬起聲時，兩側聲帶需要用力靠緊，當呼出的氣流累積到一定壓力時，才一股腦地將聲帶往外側用力推開；這樣的用聲方式可以讓聲帶振動的幅度加大，音量也大聲許多，但代價是聲帶回彈閉合時的碰撞也更劇烈，容易造成聲帶水腫、出血等後遺症。

軟起聲的嗓音治療練習步驟：

1. 輕輕地發出ㄏ的音，先讓些微的氣流出來，再讓嗓音跟著氣流一起出來；此時，輕輕地用ㄏ搭配不同的韻母，如「哈」「嘿」「呼」等音。

2. 用步驟 1 的方式，練習說二字詞、三字詞為主，隨著越來越熟練，即可應用到四字詞或五字詞。

3. 縮短ㄏ音的持續時間，直到能夠說出其他語音開頭的每個詞。

4. 最後，嘗試在日常生活中使用軟起聲，並盡量避免發出硬起聲。

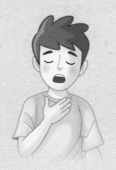

軟起聲是一種保護喉嚨的發聲方式。

應用秘技③：不可或缺的自我覺察力

「你覺得這樣說話，喉嚨有比較輕鬆嗎？」

「差不多耶！」

「你覺得這樣的聲音有比較穩定嗎？」

「差不多呀！」

語言治療師在臨床上最害怕遇到這種「差不多先生」啦！進行嗓音治療時，常需要與病人討論發聲的感覺及對聲音的看法，當病人對相關問題都回答「差不多」時，不僅會

使得治療師難以進一步提供建議，也會干擾病人本身進步的狀況。這時候，加強自我覺察力，試著感受自己喉部的狀況，例如：「我的喉嚨是緊繃的嗎？」「我的喉嚨肌肉是用力的嗎？」「我的喉嚨有放鬆了嗎？」等問題，常常可以帶來意外的收穫喔！

　　此外，我們也要學習聽出自己嗓音的細微變化，不要只用沙啞來形容自己的嗓音，其他像是氣息聲（像漏風的聲音）、濕潤聲（好像有痰的聲音）、硬起聲（聲音突然發出，像阿兵哥報數的聲音）、嘎聲（像壓著嗓音說話）等，都是值得注意的嗓音特質，不僅有助於跟治療師討論嗓音狀況，也可以讓自己對訓練的進展及目標更明確。

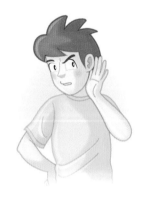

培養良好的聽辨能力，有助於聲音的控制與恢復。

如何提升自我覺察力？

有沒有好的自我覺察力，決定了我們治療成功與否及所需的時間。很多個案有很好的模仿能力，可以在短時間內就學好治療師傳授的技巧，但是耳朵無法察覺其中的差異，所以好嗓音只能在治療室表現出來，回到家或是工作場所，就無法穩定地控制發聲技巧，相當可惜。應該如何提升自我覺察力呢？提供以下幾個方法給各位參考：

自我覺察力訓練

1. 上 YouTube 找不同的嗓音樣本，關鍵字可以搜尋 rough voice, breathy voice, vocal fry, hard attack, strain voice 等，也可以觀察周遭朋友說話的聲音，或是歌手唱歌的影片，試著去分辨其中的不同處。

2. 錄下自己的嗓音樣本，選擇不同的溝通對象與用聲環境，例如，跟朋友說話、跟家人說話、在餐廳說話、在工作環境說話等，並聽聽看有什麼不同。

3. 幫自己的嗓音打分數，例如，0 ～ 10 或 0 ～ 100 都可以，並進一步連結喉部的感覺與錄下的嗓音音質。例如，今天講話覺得是 30 分；覺得喉嚨緊緊的，就把這樣的嗓音放出來聽聽看，假以時日，可以建立良好的聽覺回饋機制。

6. 我也適合嗓音治療嗎？

「參與度高，治療效果也會高！」

我們團隊曾針對 100 例以上接受嗓音治療的病人進行分析研究，試著找出影響治療成效的因素。結果發現，年齡和性別並不影響嗓音治療的成效；也就是說，嗓音治療對男生、女生、大人、小孩都有幫助喔！

影響治療成效的原因是什麼呢？

根據我們的調查，真正決定嗓音治療成效的關鍵，是個案的參與度。當個案能夠參與 4 次以上課程時，治療成效明顯高於參加不到 4 次的個案。由於目前的診療安排上，大多是採取每週上課一次的模式進行；換句話說，接受嗓音治療通常需要至少一個月、連續不間斷的訓練課程，才能達到較佳的治療成效，對於後續嗓音音質的維持，更有幫助。

任何訓練都無法立即有效

因為嗓音治療包含了不同的治療策略，這些治療策略各

有不同的原理與訓練精神，有的治療概念類似有氧訓練，有的則是傾向行為治療，都需要一段時間才看得出成效，就像我們不會奢望去1～2次健身房就能瘦身成功或練出6塊肌、人魚線吧。所以，如果您也正在進行嗓音訓練，或是即將接受語言治療，請多給自己和治療師一些時間吧！

Dr Voice 小提醒

改正不良的用聲方式是嗓音保健的第一步

俗話說：「羅馬不是一天造成的」。同樣的，聲帶長繭等嗓音疾病也是經年累月不正確或過量用聲的結果，並沒有神奇仙丹可在一夕之間藥到病除。即便是接受聲帶手術，如果不改正說話習慣，假以時日還會復發！真正能夠「治本」的方法，唯有改正不良的用聲方式，培養良好的發聲技巧。如果真有困難，也可以考慮調整工作內容，選擇用聲需求較少的工作，不僅改善個人的生活品質，也能更專注在工作上，不至於因為嗓音的問題影響到工作的樂趣及成就。

7. 宅在家也能健聲護嗓——
遠距嗓音訓練

「你是否有這樣的經驗呢？因為工作繁忙，難以請假到醫院就醫；或是因為交通不便而打消了就醫治療的念頭。」

隨著科技的進步，越來越多的不可能已變成可能，通訊設備與軟體的更新，不僅造就了許多新興行業，如 YouTuber 或直播主，更使線上教學課程如雨後春筍般地出現，帶來了新的生活型態。這股熱浪也同樣席捲到了醫療業，遠距醫療近年來逐漸成為醫學會議的熱門主題，其中也包括了遠距嗓音治療。

亞東嗓音團隊特別與亞洲大學聽語系合作，發展遠距嗓音訓練課程，並於 2019 年國際言語音聲大會（International Association of Logopedics and Phoniatrics, IALP）發表成果。此課程是由語言治療師主導，打破傳統面對面治療模式，透過線上通訊軟體，如 Line, Skype, Teams 等，搭配自行開發的 S.M.A.R.T. 嗓音訓練課程，強調軟起聲（"S"oft onset）、肌肉放鬆（"M"uscle relax）、腹式呼吸（"A"bdominal breathing）、共鳴嗓音（"R"esonant voice）與科技應用（"T"echnology），利用結構化的訓練課程，協助個案改善發聲功能。病人不需每週固定時間到醫院復健，只要事先與語言治療師約定好時段後，即可線上上課，省去舟車勞頓之苦。

歷經三年努力，亞東嗓音團隊分析遠距嗓音訓練與傳統面對面嗓音治療的成效，結果發現，透過遠距方式進行嗓音訓練的高齡病人，在經過 1～2 個月的治療後，即可達到顯著的進步，且進步的幅度不亞於傳統到院治療的病人。此研究結果也在 2020 年被美國聽語學會（ASHA）接受發表，刊登於聽語頂尖期刊《Journal of Speech, Language Hearing Research》。

生活中總有很多原因阻礙了我們設定的目標，例如，運動、減肥、學英文等。接受嗓音治療也是，因為交通、時間等因素而中斷療程的案例屢見不鮮。有了遠距課程的嶄新治療選擇，就別再讓時間、空間等因素干擾了你的訓練。別忘了，「持續練習」才是進步的不二法門，讓我們一起努力吧！

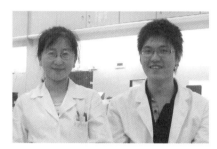

2008 年於台大醫院實習臨床嗓音治療時，
與督導張綺芬治療師合影。

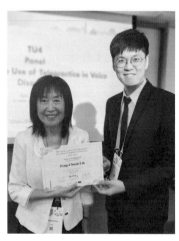

受國內嗓音權威盛華教授指導，
分享台灣遠距嗓音治療經驗。

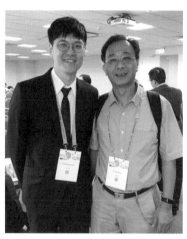

2019 年與國內嗓音治療專家
陳怡仁博士合影於 IALP。

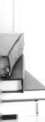

PART6
微創手術篇

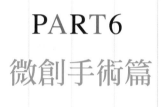

1. 多一分了解，就多一分安心

「聽說聲帶手術傷疤會影響嗓音品質，一定要做手術的話，哪一
種療法比較好呢？」

看完了前面的章節，相信各位讀者對於發聲的原理、嗓
音障礙的原因、常見疾病、自我保養及嗓音治療都有
了充分的認識。當個人用聲習慣及語言治療都已經盡力調整，
嗓音狀況還是沒能完全改善，或是因為聲帶疾病太過嚴重，
保守治療恐無明顯成效時，就需要耳鼻喉科醫師上場，出手
矯治聲帶疾病。

　　以往因為醫療技術沒那麼發達，大部分嗓音疾病都只
有顯微手術一途。近年來隨著內視鏡影像的進步、局部麻醉
技巧的提升，以及各式各樣微創器械與雷射相繼問世，讓我
們有了更多其他的選擇，可以為病人量身訂作合適的治療方
案。

　　除了喉顯微手術外，我們將在這個章節為各位介紹目前
常用的嗓音微創手術：包括玻尿酸修補聲帶、聲帶類固醇注
射、綠光雷射、自體脂肪移植，以及肉毒桿菌素注射。

2. 天下武功出少林，音聲手術的濫 殤 —— 喉顯微手術

「喉顯微手術只要局部麻醉就好，還是需要全身麻醉呢？」

各位讀者可知道，人的聲音最大可以超過 100 分貝，與大卡車的音量不相上下，竟然是由寬度僅 0.5 公分、長度 1.5 ～ 2 公分的聲帶所發出的！當這兩片聲帶因為長期過度使用或其他原因，構造上出現了變化，便需要醫師動手「修理」一下聲帶，恢復原本正常的功能。然而，人類在進化的過程中，從四肢走路轉變成雙腳站立，雖然空出雙手能運用工具，但也造成了從嘴巴進入氣管的路徑出現了 90 度的轉折。

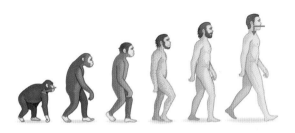

人類演化與咽喉角度的改變。

　　因此，相較於其他四隻腳走路的哺乳類動物（如貓、狗），只要嘴巴張開，把舌頭壓下來便能看見會厭軟骨與氣管的入口；人的聲帶沒辦法簡單張口發出「啊」的聲音就能看得見。想要用肉眼直接看見聲帶，首先必須將脖子往前彎、下巴往上抬，讓嘴巴到脖子之間盡量呈現一直線，不論是全身麻醉插管，或是聲帶顯微手術，都需要在這樣的特殊角度下才能進行。

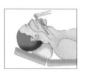

顯微手術時的特殊擺位，拉直口腔到聲帶的角度之後，才能使用喉直達鏡進行聲帶手術。

喉顯微手術的演進

　　在全身麻醉普及之前，只能在病人意識清楚的情況下進行聲帶手術，這個大工程需要助手緊緊抱住病人的頭避免亂動，聽起來很嚇人吧！各位讀者別害怕，隨著全身麻醉技術的進步，目前所有的喉部顯微手術都已經改在全身麻醉下操作，手術過程中不會有任何感覺，醫師也可在咽喉肌肉完全放鬆的情況下，精準的操作顯微器械，恢復聲帶正常的外觀與功能。

　　進行手術前，病人需要先接受身體檢查（抽血、X 光、心電圖等），再由麻醉科醫師評估身體狀況是否適合接受全身麻醉。如果有內外科疾病、手術史或常規性用藥，請在麻醉諮詢時提出。

　　手術進行時醫師會使用硬式的「喉直達鏡」（左頁圖），看清楚聲帶的全貌。經過手術顯微鏡放大 4 ～ 10 倍之後，所有的聲帶病變均無所遁形，無論是聲帶表層常見的息肉，或是藏在聲帶深層的囊腫，都可以藉由特製的精細長柄器械，在顯微鏡下操作切除，恢復聲帶平整的外觀。

　　過去慣用的手術方式，是直接將聲帶病灶與包覆其上的表皮直接切除（右下圖），最大優點是操作簡單、手術時間短，適合用於較小的表淺病灶，例如，息肉、長繭等。然而，對於較大的息肉或是位置較深的囊腫等複雜病症，直接切除病灶可能會犧牲過多的表皮組織，造成手術後聲帶變薄、說話音量變小等後遺症。再者，當手術需要切除雙側聲帶病症時，也可能在癒合的過程中發生雙側聲帶沾黏的後遺症。

　　為了克服上述手術技巧上的限制，近年來歐美學界逐漸發展

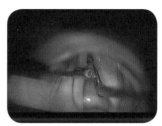

顯微手術直接切除聲帶息肉

更為精細的顯微皮瓣（microflap）技法。有別於過去「連皮帶肉」的切除方式，顯微皮瓣的手術方式是小心劃開表皮後，取出表皮下方的息肉或囊腫（右圖），而後將完整的表皮覆蓋回傷口上。保留了聲帶的表皮層，可有效促進組織癒合，同時避免雙側聲帶傷口在癒合過程中發生沾粘等後遺症。然而，這樣的

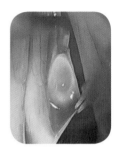

顯微皮瓣手術剝除聲帶囊腫，同時保留表皮的完整

操作方式需要極為精細的技巧與無比的耐心，手術中不可誤傷周遭或深層的聲帶組織，方能避免手術後可能發生的纖維化。

手術前要知道的事

　　喉部顯微手術加上麻醉的時間約在 1 小時左右，較複雜的個案可能會需要 1.5 ～ 2 小時的時間。因為手術中咽喉需要放置呼吸管及喉直達鏡，手術後常有喉嚨痛、喉嚨癢、想咳嗽、覺得有痰卡住等症狀，大致上跟感冒喉嚨痛的程度相似，2 ～ 3 天傷口消腫後便會漸漸改善。

　　特別需要注意的是，若牙齒有搖晃不穩的情況（尤其是

上、下排門牙），為了避免插管與手術過程中傷及牙齒，一定要事先告知醫師。此外，有少部分的病人（約10%）在手術後會感到舌頭「麻麻」的，或是味覺稍有改變。這是由於喉鏡固定後壓在舌根上的關係，常出現在舌頭較大或手術時間較長的病人，手術後幾個禮拜便會自然消失。最後，如果病人嘴巴太小張不開、門牙外突（暴牙）、小下巴、或是脖子粗短，都可能影響喉直達鏡的角度，少部分的特例甚至可能因為無法看到聲帶而被迫中止手術。

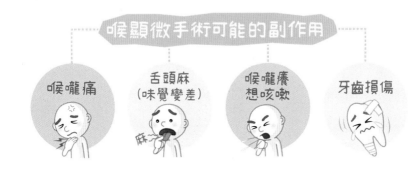

喉顯微手術可能的副作用

喉嚨痛　　舌頭麻（味覺變差）　　喉嚨癢想咳嗽　　牙齒損傷

術後保養也會影響手術成效

　　喉顯微手術的成效除了取決於醫師開刀技術之外，也有一部分仰賴手術後的保養。一般來說，手術後須禁聲7天，包括聲帶發出的「任何」聲音，如，清喉嚨、用力咳嗽等，

避免聲帶因為過度碰撞摩擦，而延緩傷口癒合的時間。7 天後則可以開始「輕聲」說話，以 1 小時中不要講話超過 5 分鐘為原則，音量讓身旁的人聽得到即可。有些病人可能因為求好心切，或是聽聞坊間流傳的錯誤觀念，認為手術後禁聲「越久越好」。這樣的觀念並不正確，殊不知**長時間的禁聲反而會導致聲帶肌肉萎縮**，對大部分的個案有害而無益。如果各位讀者有過受傷打石膏的經驗，一定會發現石膏拆掉後肌肉因為太久沒使用而萎縮。聲帶也不例外，我們曾遇過手術後自行禁聲一個月不說話的病人，回到門診只見聲帶傷口癒合得很好，但深層的肌肉卻萎縮到無法有效閉合聲門，說話也只剩下有氣無力的聲音，令人哭笑不得。

根據我們的治療經驗，大部分單純的個案，手術後聲音品質可恢復九成左右。其中有 10% 的病人手術後聲帶彈性變差，音質改善有限，這是因為聲帶的組織十分細緻，當手術需要移除較大或較深的病灶時，術後難免影響到聲帶的彈性與柔軟度；其他可能妨礙傷口癒合的因素，包括抽菸、喝酒、胃酸逆流、劇烈咳嗽或是清喉嚨等。

為了進一步克服這樣的困境，我們對於手術後一個月聲音都還沒恢復，而且內視鏡觀察到聲帶有纖維化現象的病人，大多建議加做聲帶類固醇注射。我們的研究數據顯示，

每四個手術後嗓音恢復不良的病人中，就有三個可以**用類固醇注射來改善柔軟度，同時減緩疤痕組織的產生**。換句話說，聲帶類固醇注射就像是棒球比賽的救援投手，可以讓顯微手術後嗓音無法回復的比率大幅下降到 2 ～ 3%，對於醫師與病人來說都是一大福音！

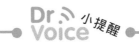

改正發聲習慣可避免嗓音疾病復發

　　大部分的顯微手術都能有效恢復嗓音，但是這可不是終身保固唷！絕大多數的嗓音疾病都是後天發聲不正確或過度用聲所致。因此，手術後一定要改掉不良的說話習慣（詳情可參閱「PART4 嗓音保養篇」與「PART5 嗓音治療篇」），才不會成為手術室或嗓音門診的常客！此外，抽菸或二手菸對於手術後的聲帶傷害更甚，應盡量避免。對於手術前就有胃食道逆流症狀的病人，手術後也應繼續使用抗胃酸逆流的藥物，避免胃酸妨礙了聲帶的修復過程。

3. 聲音沙啞也能扎針治療——
聲帶內類固醇注射

「醫師我最近課程排得緊密，手術後沒辦法禁聲一週，有其他替代方案嗎？」

相信大多數讀者都有過嗓音沙啞的經驗，有時候我們可以透過口服藥物來改善嗓音品質，部分職業歌手或演員也可能有表演前聲音出狀況，需要直接從肌肉打針開嗓的經驗。猜想各位讀者或多或少都知道，對於聲音沙啞最有效的藥物，也是醫師最常開立的藥物，非類固醇莫屬。類固醇的作用廣泛，可以大致分為皮質醇（corticosteroid)）與礦物質醇（mineralocorticoid）兩大類，其中皮質醇在正常生理上是讓人類能夠應付突如其來的壓力或緊急情況，對於局部或全身性的發炎有很強的消炎消腫效果，因此在民間也常被戲稱為「美國仙丹」。

　　然而，類固醇效果雖強，長期大量使用卻可能出現許多副作用，最耳熟能詳的當屬「月亮臉、水牛肩」，這些都是

因為礦物質醇的效果造成身體浮腫、軟組織增生等後遺症，
其他副作用尚包括胃潰瘍、胃出血、血糖升高、毛髮增生、
皮膚變薄、青光眼等。因此，對於嗓音障礙的病人，如果短
期服藥效果不佳或是症狀頻繁復發，依賴口服類固醇解除聲
帶水腫實非長遠之計。

問世 40 年後才受重視的聲帶內類固醇注射

　　看到這裡，聰明的讀者或許會想到，那為什麼不把類固
醇直接打進聲帶，如此既可兼顧療效，又可避免長期服用的
全身性副作用。這麼簡單又直接的方法，最早在 1960 年代
就有文獻記載，由日本京都大學的柳原尚明醫師（Yanagihara
Naoaki）發表在日本的醫學期刊上（下頁上圖）。礙於當年
醫療技術的限制，只能將小鏡子放在口腔內（比牙醫用的再
大一點），操作的醫師用肉眼看著鏡子，瞄準針頭，把藥劑
注入聲帶中。很可惜的，隨著全身麻醉的逐漸普及，以及手
術顯微鏡的發展，聲帶注射手術並未受到醫學界的普遍採
用。從最早期的文獻發表開始，數十年間只有零星的幾篇醫
學文獻，應用類固醇注射治療喉部的慢性發炎、自體免疫疾
病、氣管狹窄等疾病。

　　隨著內視鏡科技的逐漸普及，聲帶類固醇注射一直到 2000 年後才又被京都大學的另一位年輕醫師楯谷一郎（Tateya Ichiro）重新提出，而後逐漸受到重視，包括韓國、台灣的學者均有論文發表。筆者於 2009 年赴美國紐約進修，返國後也將類固醇注射應用在嗓音門

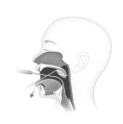

文獻中最早提出的聲帶注射方式

診的病人，從 2009 年到成書的 2020 年間，已經完成了超過 2,000 例的個案，並且發表了 8 篇的英文論文刊登於國際學術期刊上。

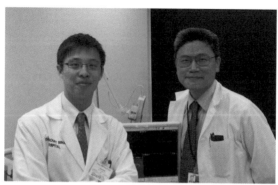

王棨德醫師與百老匯名醫 Professor Peak Woo 合影於美國紐約西奈山醫院（2009 年）。

　　在近十年的經驗中，我們注意到聲帶類固醇注射的最大優點，在於可以配合咽喉局部麻醉下進行（下圖），省去了全身麻醉與住院的不便。除了少部分咽喉較為敏感的個案外，大多數病人約 10 ～ 15 分鐘即可完成治療。我們也進一步提出可以從軟式內視鏡直接施打藥劑（下頁圖），作為從頸部前方或是從嘴巴施打藥物以外的第三條路徑。有別於顯微手術需要禁聲一週，聲帶類固醇注射只需要禁聲 3 天，聲音大約 3 ～ 7 天左右可逐漸恢復。整體的治療成果，約七到八成個案症狀明顯改善，少部分的個案（特別是女生）可能在治療後出現音量變小，聲音變得比較細、比較尖等現象，這是因為注射類固醇後聲帶暫時變薄的關係，約 1 個月內會自然恢復。其他可能影響嗓音恢復的因素，包括聲帶出血及類固醇藥物沉積，大多在 2 週到 1 個月內會自行回復。

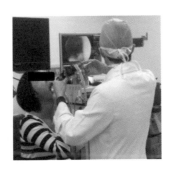

局部麻醉下經口腔進行聲帶注射。

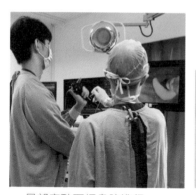

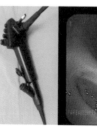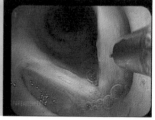

局部麻醉下經鼻腔進行
聲帶注射。

經鼻腔注射使用之內視鏡（左）與
影像導引（右）。

Dr Voice 小提醒

嗓音手術也流行復古風

　　時尚產業經常在某一年度吹起「復古」風潮，重拾幾年前甚至更早期的流行元素，以不同方式呈現並推出新年份的時裝。聲帶類固醇注射就像是醫療上的復古風潮，在獨尊顯微手術的數十年過後，重新被挖掘出來，加上最新的電子內視鏡，不僅能提供高解析度的畫面，更能利用內視鏡的細小通道進行治療，成為 21 世紀嗓音醫學上不可或缺的一大利器，再次引領潮流！

類固醇注射的適用時機

在我們的治療經驗中，接受聲帶類固醇注射的個案大致可以分為以下幾類：

1. 搶時效

大部分聲帶良性疾病如長繭、息肉，只要能配合兩個月左右的嗓音治療，都有不錯的成效。有時可能因為病人工作繁忙，難以配合嗓音治療的療程，例如，辛苦的導遊，一個月在家的時間加起來可能還不到一週，確實很難挪出時間。此時可以考慮先接受聲帶類固醇注射，快速減輕聲帶水腫與發聲不適的症狀。不過，治療後仍應逐漸調整說話習慣，以避免日後復發的可能。

2. 爭取時間

嗓音門診的病人中，近半數都是老師、講師、歌手、演員、主播等職業上需要長期大量用聲的族群。以老師為例，嗓音出狀況往往都發生在學期中，如果安排顯微手術，不僅術後需要完全禁聲一週，而且最快一個月後才能恢復到原本聲音的使用量。換言之，學期中動手術就意味著課程中斷、

需請代課老師，同時也面臨病假、事假、考績等難題。相較之下，類固醇注射只需禁聲三天，約一週可恢復原本的嗓音用量，十分適合為這群病人暫時控制症狀，同時爭取時間，等到寒暑假或是有較長的空檔時，再接受徹底的手術治療。

聲帶內類固醇注射治療聲帶息肉

30 歲國小老師，長年受嗓音疲勞困擾，教學時反覆出現聲音沙啞問題，經就診檢查發現左側聲帶息肉（下），因為學期中無法長期禁聲休養，所以選擇接受聲帶注射治療（右上）。治療後息肉完全消失（右下），休假一週後即可重返工作崗位。

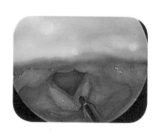

治療中

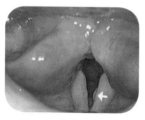

治療前

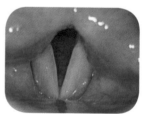

治療後

3. 避免長期服藥

門診時常遇到另一類病人，長期因為嗓音問題就診，久了也知道口服類固醇的效用，能夠暫時讓聲帶消腫，恢復聲音。不過，正因為效果太好，反而不知不覺養成依賴的心態，聲音一有狀況就跑診所或醫院拿藥。如果長期都需要靠口服類固醇才能說話，那不如直接將類固醇打在聲帶，不但劑量較小（注射劑量跟口服一顆藥丸差不多），可有效避免全身性的副作用；打進組織的類固醇也能維持較長時間的功效，約 3 ～ 14 天才會逐漸被身體吸收。

4. 術後復發

「江山易改，本性難移。」要改變說話習慣，或是轉換職業都不是件容易的事。當說話方式與職業用聲需求都不變的情況下，聲帶手術後仍有可能復發。對於復發的個案，再次接受手術需要提起莫大的勇氣；再者，聲帶反覆手術也可能留下纖維化的後遺症，影響治療成效。因此，對於術後復發的族群，改在門診局部麻醉下注射類固醇，不失為一個減緩心理壓力的好方法，如果治療順利，即可省下再次手術的不便，何樂而不為！

5. 怕開刀／怕全身麻醉

還有一類病人，難以克服全身麻醉那種未知的恐懼，或是因為周遭親友曾有過開刀不順利的陰影，造成只要聽到「開刀」兩個字便退避三舍。當其他保守療法如口服藥物、嗓音治療都無法改善時，聲帶注射類固醇由於副作用輕、操作簡便、時間短，可以作為手術以外的替代方案。

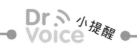

配合病患的需要，提供個人化的醫療照顧

過去工業化的生產目標講求的是大量、制式化的商品，醫療上同樣也是追求標準化的治療指引。隨著時代的進步，現代的商業跟生產已經逐漸轉向客製化、小量生產，醫藥領域也不例外，開始注重個人化的醫療模式，根據個人背景與危險因子，提供量身訂做的醫療。近年來我們的看診模式也一直強調多樣化的治療選項，配合病人的工作情況、用聲需求、能夠禁聲休養的時間，提供適合每個人特殊考量的醫療照護。

不適合接受聲帶注射的情況

前面提過聲帶注射的適應範圍，雖然多數病人可獲得改善，但類固醇聲帶注射畢竟不是萬靈丹，也有部分病人並不適合此療法，包括：

1. 咽喉敏感

咽喉為了保護氣管不受異物入侵，對於外來刺激十分敏銳，一旦咽喉感受到任何碰觸或異物，都會引起咽喉閉合反射（laryngeal adductor reflex），聲帶肌肉立刻往內收緊，把氣管的入口關得密不透風。因此，聲帶類固醇注射如果希望在局部麻醉下進行，必須先花上 5 ～ 10 分鐘左右的時間，逐漸由鼻腔、咽喉、一直麻醉到聲帶，如此才能讓內視鏡靠近，並且精準的將藥劑注射到聲帶病灶之上。換言之，如果因為咽喉太過敏感，難以適當的麻醉；又或是心理緊張，無法放輕鬆，都可能造成局部麻醉失敗，而必須改採全身麻醉的方式來進行。

2. 凡事力求完美

某知名車商的廣告台詞：「專注完美、近乎苛求。」套

用在造車工藝自然再適合不過，但人體不是機器，醫療上很難確保永遠都有完美的成效。根據我們的長期經驗，聲帶注射有效的比率大約是七到八成，其中「有效」指的是息肉或結節變小或消失。換言之，仍然有二到三成的病人治療後效果有限。因此，接受治療前仍要仔細跟醫師討論個人對嗓音的需求以及期待恢復的程度，再來選擇適合的治療模式。

聲帶類固醇注射治療聲帶結節

38 歲國小老師，主訴教學時反覆出現聲音沙啞，就診檢查發現聲帶結節（左），接受聲帶注射（中）後聲帶結節減小許多（右），後續需配合語言治療以維持成效，避免再次復發。

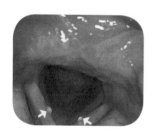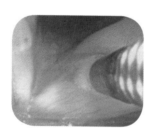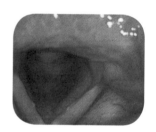

3. 持續抽菸、喝酒

抽菸、喝酒一直都是嗓音障礙最重要的致病因子之一，當病人因為這些不良嗜好或生活習慣，而造成嗓音疾病的發生，不管接受任何治療，都應該同步戒除菸酒。試想，一方面在聲帶打類固醇消腫，但另一方面卻又持續抽菸、喝酒，這就像開車同時踩油門跟煞車一樣，病情也只能原地踏步，難有長足的進展。

4. 要求一勞永逸

除了上述菸酒等個人習慣外，嗓音障礙另一個最重要的發生原因，便是個人的說話習慣與職業用聲需求。西諺有云：「羅馬不是一天造成的。」同理，大部分嗓音疾病的產生，背後也反映了病人經年累月在聲帶所累積的傷害。因此，任何類型的嗓音手術，包括聲帶注射在內，都無法做到一勞永逸，治療後仍需積極配合嗓音復健，調整不適當的用聲習慣，如此方能讓治療的成效維持長久，同時減少日後復發的可能性。

Dr Voice 小提醒

已有可調整說話速度與音量的隨身裝置

多數的嗓音疾病可比擬成運動傷害，同樣都是起因於使用不當或是過量。因此，治療上也不能只看眼前的問題（例如，聲帶長繭），必須同時解決背後的成因（例如，說話太快或太大聲）。在我們近年持續不間斷的研究下，目前已經成功開發出能夠協助病人調整說話速度與音量的隨身型裝置，期待在不久的將來能夠透過這個新發明，協助更多病人擺脫嗓音障礙的困擾。

臨床應用實例

那麼，在這麼多類型的嗓音疾病中，有哪些適合接受聲帶類固醇注射呢？根據我們的經驗，包含下列幾種疾病：

1. 聲帶結節（長繭）

大部分個案治療成效良好，不過繭消退的程度因人而異，不見得會完全消失。換個角度想，聲帶長繭就像是職業病或職業傷害，治療重點在於嗓音品質是否足以應付日常生活與工作需求，而不是繭有沒有完全消失。

2. 聲帶息肉

根據經驗，對於較小的息肉，特別是非出血性的息肉，施行類固醇注射的效果較好。反之，如果息肉存在的時間太長，息肉太大，或是息肉呈現纖維化（變硬沒彈性），則很難靠類固醇注射而完全消退，需要考慮其他治療方式（如，顯微手術）。

3. 聲帶囊腫

在「PART3 常見疾病篇」提過，聲帶囊腫就像是痘痘或水泡，透過顯微皮瓣手術將外層的包膜完整移除才是治療的黃金準則。如果病人不願手術，或是身體狀況不適合全身麻醉，則可改在局部麻醉下接受類固醇注射，大約七成左右的病人會有成效（囊腫減小或暫時消失）。但由於囊腫的外膜還在，注射後復發的機會較高（約四成）。因此，類固醇

注射比較適合當作暫時性的解決方案，日後一旦復發，還是需要考慮手術徹底移除囊腫及外膜，才有較高的機會痊癒。

類固醇注射治療聲帶囊腫

35 歲女性，聲音沙啞兩個月，內視鏡下診斷為聲帶囊腫。病人選擇接受類固醇注射治療（左），治療後囊腫完全消失（右）。

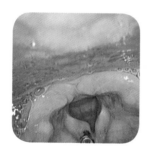
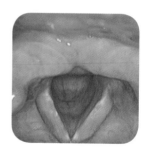

4. 聲帶水腫

對於長期慢性的聲帶水腫，施打類固醇可以減緩水腫的程度，效果約可維持一到兩個月。治療後仍需戒菸戒酒，並改善說話習慣，方能維持療效。

5. 聲帶纖維化

　　纖維化（fibrosis）指的是聲帶因為慢性發炎，造成較厚較硬的膠原蛋白堆積在聲帶的皮下層及韌帶。影響所及，會讓聲帶失去正常的彈性與柔軟度，常出現在聲帶反覆出血發炎、手術過後傷口癒合不良等病人。由於目前醫學上對於纖維化還沒有徹底根治的方法，因此，類固醇注射變成了少數可行的方案之一。治療原理類似皮膚科醫師用類固醇注射治療傷口蟹足腫（keloid），透過抑制纖維母細胞（fibroblast），減緩膠原蛋白生成與累積的速度，進而改善聲帶的柔軟度，避免纖維組織過度增生。不過，大部分的個案治療成果還是有一定的上限，很難完美恢復到正常聲帶的彈性與柔軟度。

教師、導遊、主播、歌手、電話行銷人員⋯⋯
職業用聲音當發生噪音障礙除了接受治療外，也必須注意改善發聲方式和術後保養。

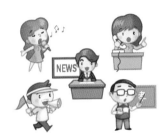

Dr Voice 小提醒

必要時可尋求第二意見

目前的醫療環境，無論醫師或病人都能接受「第二意見」的重要性，當診斷不明確，或是治療建議不適合個人情況時，不妨諮詢另外一位醫師的專業意見，尋求其他可能的治療方法。對於嗓音疾病來説，聲帶類固醇注射便是一個最好的例子，很多時機都能作為治療嗓音疾病的替代方案。

4. 媲美熱導引飛彈的精準醫療 ──
綠光雷射嗓音手術

「聽説有一種手術時間短，在門診就可以進行的雷射手術？」

隨著科技的進步，相信大家對「雷射」這個名詞並不陌生，醫療上的應用也是越來越廣泛。

雷射（LASER）這個字是取自英文 Light Amplification by Stimulated Emission of Radiation 中每個單字的首字母所造的新字，意思是透過能量激發出單一頻率的高強度光束。其中，雷射光束的波長（wavelength）與雷射 ── 組織效應（laser-tissue interaction）決定了特定雷射適用在哪些疾病類型。舉例來說，二氧化碳雷射的波長 10,600 nm（奈米），進入組織的深度很淺（大約 1 mm），並且大部分的能量都是被組織中的水分吸收，因此特別適用於精準的切割，例如，咽喉腫瘤手術。

用於耳鼻喉科手術的綠光雷射

　　另一種適合用於耳鼻喉科手術的雷射便是本篇的主角：綠光雷射。顧名思義，這種類型的雷射因為波長落在肉眼可見的綠色光範圍，因此操作時一定要戴上特殊的護目鏡保護眼睛。

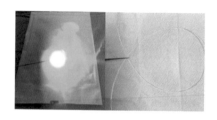

名符其實的「綠光」雷射（操作時一定要戴護目鏡，不能直接看唷！）

染料雷射

　　早期的綠光雷射，例如染料雷射（dye laser），波長在 580 奈米左右，因為穿透深度較深，又容易被紅血球內的血色素吸收，因此適合治療表皮微血管增生性疾病，例如葡萄酒色斑（port-wine stain）。從 1990 年代開始，逐漸有耳鼻喉科醫師應用染料雷射治療咽喉及聲帶的血管增生性疾病，例如，聲帶微血管異常增生、血管瘤、出血性息肉等。

鉀鈦磷雷射

另一種綠光雷射：鉀鈦磷（KTP）雷射，由於波長相近（約 530 奈米），在 2000 年代後也漸漸被應用在治療咽喉聲帶的血管增生、乳突瘤、表皮病變等疾病，美國、日本、台灣都有醫學論文相繼問世，成為耳鼻喉科醫師治療嗓音咽喉疾病的一大利器。

綠光雷射的優勢

筆者 2009 年赴美進修期間，親眼見證綠光雷射的妙用，回國後開始應用在各類型的聲帶疾病上，迄今已完成逾 500 例個案，成效顯著。從我們的治療經驗發現，綠光雷射與其他雷射相比，最大的優勢在於 532 奈米波長的特性，可直達表皮下方血流豐富的微血管組織，而且這個波長的雷射，正好對應到血色素吸收光能的高峰區，同時又是水分吸收光能的最低區間；換言之，綠光雷射**可將雷射能量「選擇性」的集中在充血或血流豐富的區域，避開正常的含水組織**。此外，綠光雷射使用時還可選擇「脈衝式」的發射模式，雷射每次擊發的時間不到 0.1 秒，有充裕的時間讓組織吸收的熱能逐漸消散，**避免傷及正常組織**。

　　除此之外，**綠光雷射可搭配新型的電子式內視鏡**，從僅僅 2mm 大小（大約牙籤的寬度）的工作管腔伸入雷射光纖（下圖），如此即可在門診局部麻醉下透過內視鏡影像導引技術來完成治療。大部分的療程從咽喉麻醉一直到完成雷射手術，需時約 10 ～ 15 分鐘，手術後即可返家，**大幅省去了全身麻醉以及住院的不便**，方便病人在忙碌的生活中撥空接受治療。

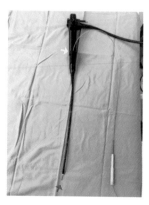

由內視鏡工作管腔（黃箭頭）伸出雷射光纖（紅箭頭）

適用時機

　　在我們的經驗中，下列幾類疾病特別適合用綠光雷射來治療：

1. 聲帶息肉

在「PART3 常見疾病篇」，我們曾經詳細的介紹聲帶息肉的成因，是由於聲帶發炎或過度使用嗓音，造成聲帶微血管破裂出血，滲出的血球、組織液與發炎物質如果量多到難以自體吸收，便會形成息肉。

在過去使用綠光雷射的論文中，大多使用較高能量的雷射光直接氣化聲帶息肉；換句話說，就是把息肉燒成灰、化成一縷輕煙的意思。不過，這樣的操作模式比較適合在全身麻醉下，聲帶完全放鬆不動的情況下用顯微鏡操作。在局部麻醉下操作時，由於病人意識清楚，聲帶仍會隨著呼吸開合活動，高能量雷射擊發時可能因為聲帶位置稍微移動而誤傷周圍的組織。再者，由於咽喉局部麻醉的效果通常只能維持 10 ～ 15 分鐘，如果息肉太大，麻醉有效時間內來不及徹底燒灼息肉，日後可能需要再次返院接受手術。最後，當雷射能量太高、息肉太大、操作時間較長等因素加總起來，便容易造成雷射熱能累積在組織，引起術後聲帶水腫之後遺症。

有鑑於此，我們從 2011 年開始，**獨創綠光雷射三部曲**，成功克服上述幾項困難與副作用。首先，我們使用較低能量的綠光雷射（約 6 ～ 8 瓦），凝固息肉組織（下頁圖 1）；之後，利用內視鏡 2mm 直徑的細小通道，伸出特製的夾子

（圖2），直接把凝固的息肉組織夾除（圖3）。留下銳利清楚的切面與平整的聲帶外觀（圖4）。

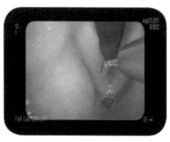

（圖1）低能量綠光雷射，凝固聲帶息肉。

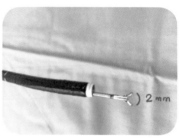

（圖2）搭配鼻腔內視鏡所使用的極細2mm夾子。

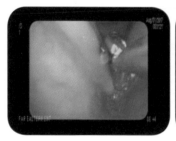

（圖3）內視鏡下夾除綠光雷射治療後凝固之息肉。

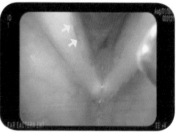

（圖4）夾除聲帶息肉後留下平整的外觀。

除了累積臨床經驗外，我們更持續進行嚴謹的醫學研究，前後共發表了三篇論文在耳鼻喉科的頂尖期刊《JAMA Otolaryngology*2、Laryngoscope*1》。第一篇研究中我們向世界各國的學者介紹雷射三部曲的治療模式。第二篇研究

我們進一步比較相同年齡、性別及息肉大小的病人，一半接
受綠光雷射，一半則接受顯微手術；研究結果發現，對於較
小的息肉，綠光雷射＋息肉夾除的效果，跟標準的顯微手術
成效相近。2018 年的第三篇系列研究，則證實綠光雷射三

王棨德醫師發表之一系列綠光雷射醫學論文

JAMA Otolaryngology-Head & Neck Surgery | Original Investigation

Treatment Outcomes and Adverse Events Following In-Office Angiolytic Laser With or Without Concurrent Polypectomy for Vocal Fold Polyps

Yu-Hsuan Lin, MD; Chi-Te Wang, MD, PhD; Feng-Chuan Lin, MSc; Li-Jen Liao, MD, PhD; Wu-Chia Lo, MD, PhD; Po-Wen Cheng, MD, PhD

2018 年

The Laryngoscope
© 2014 The American Laryngological,
Rhinological and Otological Society, Inc.

Comparison of Treatment Outcomes of Transnasal Vocal Fold Polypectomy Versus Microlaryngoscopic Surgery

Chi-Te Wang, MD, PhD; Li-Jen Liao, MD, PhD; Tsung-Wei Huang, MD, PhD; Wu-Chia Lo, MD; Po-Wen Cheng, MD, PhD

2015 年

Office-Based Potassium Titanyl Phosphate Laser–Assisted Endoscopic Vocal Polypectomy

Chi-Te Wang, MD, MPH; Tsung-Wei Huang, MD, PhD; Li-Jen Liao, MD, MPH; Wu-Chia Lo, MD; Mei-Shu Lai, MD, PhD; Po-Wen Cheng, MD, PhD

2013 年

部曲，相較於單獨使用雷射燒灼，可以有效降低雷射能量，減少再次手術的機會，更避免手術後遺症的發生。

如果各位讀者或周遭親友患有聲帶息肉，且保守治療（休養、嗓音復健、藥物）效果不彰，只要息肉不要太大，都有機會透過綠光雷射的新治療模式，在門診快速解決困擾多時的嗓音障礙。

2. 喉部乳突瘤

喉部乳突瘤起因於人類乳突病毒（HPV）感染，由於乳突瘤只有 2 ～ 3% 的病人會在 10 ～ 20 年之後轉變成惡性，因此，治療上往往必須兼顧嗓音品質，而非一味斬草除根施行廣泛切除。

最早在 2000 年開始，美國哈佛大學首先提出可應用綠光雷射治療聲帶乳突瘤，有別於前述二氧化碳雷射直接削切組織，綠光雷射治療乳突瘤的觀念是運用 532 奈米波長的穿透性，讓能量集中在乳突瘤深層豐富的微血管網，再加上血色素本來就容易吸收綠光雷射的能量，兩種效果加乘起來，即可讓乳突瘤底部的微血管網凝集，方便後續將乳突瘤從聲帶深層組織上剝離下來。

換個角度來形容，綠光雷射治療乳突瘤就像是先讓表

皮起水泡，接著再把水泡小心剝下來（下圖）。同樣的，應
用綠光雷射治療乳突瘤有助於保存深層韌帶與肌肉構造的完
整。在我們的治療經驗中，有不少個案都接受超過 10 次以
上綠光雷射手術，並且維持良好的聲音品質，也同時控制乳
突瘤不至於在短時間內快速增生。

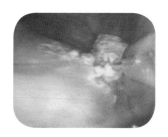

使用綠光雷射於門診局部麻醉下剝除乳突瘤。

　　由於目前醫學上並沒有徹底根除乳突瘤的治療方式，
與其廣泛切除乳突瘤而留下不可逆的纖維化或傷疤（下頁上
圖），倒不如將目標擺放在盡量維持嗓音品質與聲帶構造的
完整。隨著醫療的進步，或許在不久的將來就有根除乳突病
毒與乳突瘤的特效藥。反之，如果現階段大範圍破壞聲帶組
織，雖然能減少或避免復發，但嗓音的品質只怕是一去不復
返。日後當特效藥問世時，必然懊悔不已，心想：「早知道
日後可以輕鬆治癒，當初何必動這麼大的手術呢？」

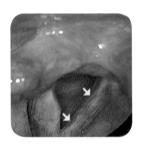

年方 28 的妙齡女子，因廣泛切除
乳突瘤過後，留下的聲帶疤痕（箭
頭處），天使臉孔卻搭配魔鬼聲
音，令人心痛不已。

3. 微血管增生（varix, ectasia）、血管瘤（hemangioma）

聲帶相對於身體其他組織，血液循環不算豐富，只在深層的肌肉層才有較多微血管。因此，表皮或是皮下層的血管增生，可視為過量或不當使用所造成的後遺症之一。

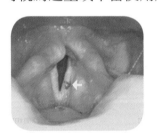

一名 52 歲女性，因工作用聲量
大，出現沙啞狀況而求診。內視
鏡下可見左側聲帶微血管增生
（箭頭處）。

之前在「PART2 發聲基礎篇」我們曾經介紹過，發聲需要靠聲帶表淺層的規律振動，由於新生的微血管通常管壁都比較薄，頻繁振動可能會造成微血管破裂，血液與血球滲出形成聲帶血腫。反之，如果能夠適當保養、避免大聲喊叫，一段時間後這些新生的微血管也可能會自行消退。

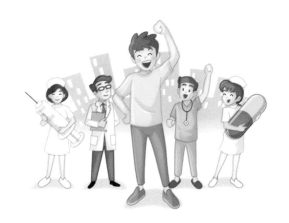

　　目前的醫療共識，多建議不曾出現聲帶出血的病人，僅需保守觀察即可；如果曾發生微血管破裂造成急性聲帶出血，則可以考慮用綠光雷射將血管凝集，或是顯微手術移除增生血管，避免再次出血。

　　當微血管增生範圍過大，藍紫色的黏膜下靜脈叢像葡萄一顆一顆的隆起，醫學上便稱之為「血管瘤」（下頁圖1）。這類的血管瘤如果沒有破裂出血，或造成呼吸、吞嚥不適等明顯症狀，同樣可以靜觀其變，不一定需要積極治療。反之，如果時常破裂出血，或是有上述的其他症狀時，可考慮用綠光雷射的特殊波長與雷射特性，選擇性讓能量集中凝集微血管網絡（下頁圖2、3），幾次治療後便能有效讓血管瘤減小，也可以避免手術中出血的風險。

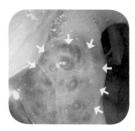

（圖1）70歲男性，因咽喉不適、有異物感而求診，內視鏡下診斷為血管瘤。

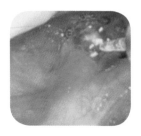

（圖2）承上，該病人於門診局部麻醉下接受綠光雷射治療。

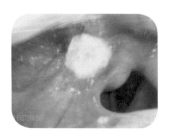

（圖3）承上，血管瘤吸收雷射能量後凝結變成白色。

Dr Voice 小提醒

選擇綠光雷射或顯微手術，需視個人病況而定

　　雷射手術後因為聲帶組織水腫，需要禁聲休息三天。對於工作上需要頻繁用聲的病人（如，老師、歌手），則建議一週後再回到工作崗位。另外，如果喉嚨敏感，做內視鏡的過程很不舒服，可考慮選擇在全身麻醉下進行手術，以達最好的效果。如果息肉太大或太深，門診雷射治療可能需要多次療程，也不見得能夠徹底移除息肉組織，同樣建議以顯微手術一次性完整移除息肉為佳。

5. 聲帶微整形 —— 注射填充物質修補聲帶萎縮與間隙

「聽說聲帶關不緊可以打一點填充物質修補,真的有這麼簡單嗎?」

我們在「PART2 發聲基礎篇」曾經詳細介紹過發出聲音的基本要件,其中之一便是聲帶要往中間靠攏,之二則是聲帶組織要有一定的柔軟度;有了這兩大要件,便能在肺部氣流的推動下產生規律的振動。在這個單元中,要為大家介紹的是嗓音手術如何處理聲帶靠不攏,兩側聲帶有縫隙的問題。

聲帶注射填充物的歷史演進

相信聰明的讀者應該心裡早就想到了,既然聲帶關不緊,那還不簡單,打點填充物質填補兩側聲帶間的間隙就可以輕鬆解決。不過,正所謂知易行難,這個概念可是經過先賢先烈們多次的嘗試,才逐漸找出適合的填充物質。

石蠟

聲帶填充的濫觴，一般認為是在 1911 年，由 Bruning 醫師注射石蠟（Liquid paraffin）到聲帶內。然而由於石蠟的生物相容性很差，會引起注射部位強烈的發炎反應，這個文獻上第一次的治療很快就以失敗收場。

鐵氟龍

一直到 1960 年代，才有醫師再次嘗試施打鐵氟龍（Teflon），在台灣也施行過一小段時間。很不幸的，雖然 Teflon 剛施打時看似狀況很好，病人聲音多有明顯恢復；但經過幾年之後，醫師們卻逐漸發現，打過 Teflon 的聲帶因為持續的發炎反應導致纖維組織堆積，讓聲帶變得又厚又硬，失去正常的彈性，病人的聲音也每況愈下。由於這些身體的排斥與發炎反應都在注射後很長一段時間才出現，一開始施打的醫師與接受手術的病人，都不知道會有這種狀況。更可怕之處在於注射部位增生的纖維組織，就像樹根緊緊包覆土壤一樣，緊密的纏繞著 Teflon，造成日後處理上非常棘手，難以透過手術切除或重建，更遑論讓聲帶恢復原狀了。

牛膠原蛋白與自體脂肪

　　有過前兩次的慘痛教訓，醫師們從 1980 年代後開始改用動物性的產品，例如牛的膠原蛋白。不過，因為牛的基因與人差異較大，仍有約 5% 的病人會出現排斥與過敏反應，注射前必須先在皮膚上做測試，確定不會誘發過敏反應後再施打到聲帶上。

　　1990 年代之後，隨著醫學美容的蓬勃發展，自體脂肪也開始廣泛運用於填補萎縮之聲帶。相較於其他動物或是人工合成的填充物質，自體脂肪不會有排斥的問題，而且質地柔軟、彈性佳，最重要的是取得容易，除了極少數瘦到皮包骨的特例以外，絕大部分的病人都可以從腹部、臀部或大腿等部位取得，逐漸成為音聲外科醫師最常用來填補聲帶的材料之一（圖 1）。只可惜有一好就沒兩好，雖然脂肪有上述優點，但施打脂肪後有多少比率能存活卻是未知數，當脂肪流失過多，可能需要反覆施打；反之，如果一開始施打太多，存活率又太好，則可能需要手術移除過多的脂肪組織。

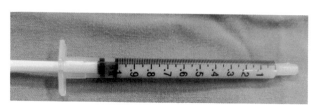

（圖 1）純化過後準備施打的自體脂肪。

玻尿酸

另一個大家耳熟能詳的材料則是玻尿酸，最早從雞冠中萃取，爾後基因改造工程技術逐漸成熟，生物製程的玻尿酸便一躍而上，成為美容醫學的明星產品。根據分子大小、鍵結程度、軟硬度與施打深度等，各有不同的產品，應用範圍非常廣泛。在 2010 年左右也開始有論文發表可用在治療聲帶麻痺或萎縮，迄今已有多篇國內外的論文佐證安全性與實效。考量聲帶的柔軟性，大多選擇中或低分子大小的玻尿酸（圖 2），根據筆者於 2013 年發表的論文，維持效果大約在 6 ～ 12 個月。

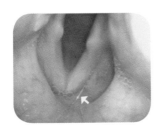

（圖 2）門診局部麻醉注射玻尿酸，箭頭所指處即為注射用的細針。

比較自體脂肪與玻尿酸的特性與使用時機

	自體脂肪	玻尿酸
操作時間	較長（需抽取並純化後才能注射），約 1 小時	短（隨開即用），麻醉加注射約 15 分鐘
注射後禁聲休養	約 1 週	不需要，可直接發聲說話
身體相容性	完全相容	極高
材料費用	健保或自費，視各院所而定	健保不給付，需自費購買。
維持時間	不一定，3 個月內較容易流失，3 個月未流失之脂肪則有機會長期存活	約 6 ～ 12 個月
使用時機	中期或長期改善聲帶閉合，例如聲帶麻痺 1 年後仍無改善之個案	短期內改善聲帶閉合，例如手術後造成的急性聲帶麻痺
注射過量之處理方式	部分個案需要手術移除	大多可靜待自體吸收

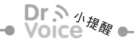

過猶不及，打太多會造成反效果

　　兩側聲帶不完全閉合雖然是嗓音障礙常見的原因之一，但填充物可不是打得越多越好唷！治療前一定要釐清嗓音障礙的確切成因，才不至於因為多打了聲帶填充物，造成發聲太過緊繃的反效果。

6. 是毒也是藥——
肉毒桿菌素的妙用

「新聞常報導微整形打肉毒桿菌素，話說不出來也能打嗎？」

有接觸過醫學美容的讀者一定聽過鼎鼎大名的肉毒桿菌素（Botulinum toxin），這是一種由肉毒桿菌所分泌的神經毒素，可以抑制神經末梢釋放神經傳導物質（乙醯膽鹼），讓肌肉組織無法收縮發揮功能。這種神經下達指令給肌肉的關係，就像是客戶打電話給股票營業員，指示買賣股票；打了肉毒桿菌素之後，就像是電話壞掉沒聲音，客戶打了電話，但交易員卻聽不到任何聲音，沒有明確的指令，自然也就不會有任何動作了。

A 型肉毒桿菌素

肉毒桿菌素有好幾種分類，醫療上常用的是 A 型。那麼，施打肉毒桿菌素時常聽到某某部位要打幾「單位」，又是什麼意思呢？由於肉毒桿菌素可以讓肌肉暫時癱瘓麻痺，

當劑量過高時，可能連呼吸的肌肉都麻痺失去功能，導致個體死亡。正因如此，肉毒桿菌素的一個單位，就是以「讓18～20公克重的小老鼠有50%的死亡機率」來定義的。各位讀者不用害怕，換算成人的體重，一次要打上千單位的A型肉毒桿菌素才會有致死風險，因此臨床使用上還是非常安全的！

嗓音障礙上的應用

肉毒桿菌素應用在嗓音障礙上，已經長達數十年，最常見的應用時機包括聲帶痙攣與顫抖，這兩類疾病都是起因於聲帶肌肉的不正常收縮，當口服藥物與嗓音治療都沒有明顯療效時，便是輪到肉毒桿菌素上場的時機。透過阻斷神經肌肉傳導物質，減輕肌肉痙攣或是異常收縮。

醫師在操作肉毒桿菌注射時，會先在喉部軟骨外側的皮膚施打一點局部麻醉劑，減輕進針時的疼痛與不適。施打時由脖子前方操作特製的注射針（圖1），搭配喉部肌電圖作為導引，當針尖在聲帶收縮肌群附近時，我們會確認病人吸氣時肌肉放鬆（沒有訊號），出聲時肌肉收縮（出現明顯波形）（圖2），如此即可確定施打的位置正確無誤。

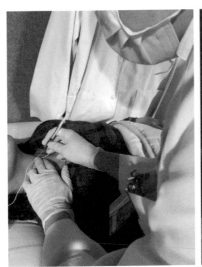

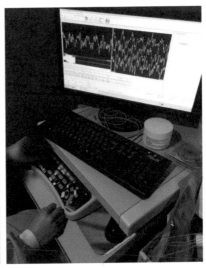

（圖1）王棨德醫師於診間
操作肉毒桿菌素注射。

（圖2）　肌電圖導引確認注
射位置。

注射後多久發揮效用？

　　肉毒桿菌素在注射後約 1～2 天開始發揮效用，病人會感受到說話沒力氣，音量變小，部分個案可能吞嚥時會有稍微嗆到之狀況。這段不舒服的時間視個人體質與注射劑量，可能持續 1～2 週，之後便會逐漸改善，進入所謂的「甜蜜期」，聲音不會太鬆也不會太緊，平均可以維持 3～5 個月。當效果消退，症狀又再次出現時，可返院接受下一次注射療程，並根據療效微調施打的劑量。

Dr ⟩ 小提醒
Voice

定期施打肉毒桿菌是現階段最安全的選項

　　部分病人曾反映定期回醫院接受肉毒桿菌素注射有點麻煩，並詢問是否有「一勞永逸」的手術。目前最可行的永久性矯治手術是第二型的甲狀軟骨成形術（請參見下頁文章），但台灣尚未引進手術需要用到的特製鈦金屬片，有意願的病人可考慮自費至日本接受手術。

　　另外有手術選擇截斷部分聲帶肌肉與神經，由於破壞性較大，且術後還是有復發的可能，目前於臨床使用的醫師並不多。換個角度想，定期施打肉毒桿菌素雖然辛苦了點，但一段時間即可被身體完全代謝掉，不用擔心劑量過高而造成永久性的後遺症，相對來說還是現階段最安全的治療選項。

7. 正宗和風嗓音手術——
甲狀軟骨成形術

「我想要連聲音都整形成『女聲』，現在的醫療技術可以做到嗎？」

1960 年代，舉世聞名的日本教授一色信彥（Nobuhiko Isshik）首先提出可透過調整甲狀軟骨的位置或構造，在不直接動到聲帶的情況下，間接調整聲帶的張力、長短來改善嗓音品質。這樣的創新技法，稱作 Thyroplasty，其中 thyro 指的便是甲狀軟骨（thyroid cartilage）。這類手術的特色是在局部麻醉下進行，透過手術中病人發聲的音質與感受，微調手術位置與深淺，就像幫鋼琴調音般，要鬆一點或緊一點任君選，十分神奇。

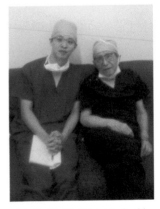

王棨德醫師（左）於 2015 年與一色教授（右）合影於日本京都一色紀念嗓音中心（Isshiki Memorial Voice Center）

甲狀軟骨成形術

依據手術對於音質的調整方式，又可以再分成一到四型，簡單介紹如下：

第一型：將聲帶往中間推（medialization）

這是臨床上最常用到的術式，用來改善聲帶無法閉緊的病況，例如，聲帶麻痺、萎縮等。手術從前頸部進行，找到甲狀軟骨後，在對應聲帶的位置上開一個小孔，之後用各式的材質（如，矽膠片、Goretex、鈦金屬、軟骨等）將聲帶往中間推，並根據病人的聲音品質做細部的調整。音質改善的程度，取決於手術時能否找到讓聲帶靠攏的「甜蜜點」，就像打網球一樣，球拍雖然大，但只有一小部分的接觸面積能夠打出最強的球。因此，整體手術的成效，與甲狀軟骨開孔的位置、醫師對音質的掌握，以及病人術中的配合程度等三大要素息息相關。

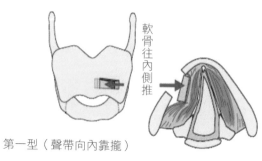

軟骨往內側推

第一型（聲帶向內靠攏）

第二型：將聲帶往外側分開（lateralization）

　　第二型手術跟第一型剛好相反，當病人聲音太緊繃時（如，聲帶痙攣），可以將甲狀軟骨從正中線分開，如此即可在不傷及聲帶的前提下，間接地將聲帶往外側拉開。手術時同樣根據病人的聲音品質來調整需要分開的距離，之後再用鈦金屬片固定。不過，目前鈦金屬片只在日本等少數國家上市，台灣則尚未引進。

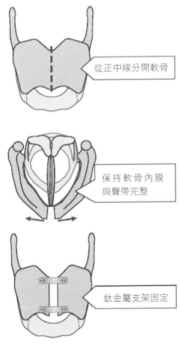

第二型（聲帶往外分開）

第三型：將聲帶縮短、放鬆（shortening）

　　這類型的手術很少派上用場，只有極少數聲音異常尖銳的男性，或是性別轉換（女轉男）的個案才有機會使用。手術原理是將甲狀軟骨移除一小部分，讓聲帶變短，音調下降。

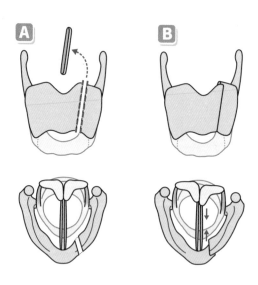

第三型（聲帶放鬆，音調降低）

第四型：將聲帶拉長、繃緊（lengthening）

相較於第三型，由於第四型的手術能讓聲音變高，出場的機會稍高一些，例如，女性個案聲音過於低沉、男性轉女性，或是其他原因需要調高音調時，可以透過拉近甲狀軟骨與環狀軟骨間的距離，間接地拉緊聲帶。不過，這類型的手術雖然能將音調提高，但同時音域卻也變窄了。換言之，雖然能唱出高音，但原本的低音卻無法同時保持。根據筆者的經驗，諮詢調音手術的個案心裡大多期待「音域變廣」而非「音調提高」。因此，手術前還是應該慎重與醫師討論術後音質的可能改變，以免日後不滿意聲音狀況，還得拆除拉緊的縫線以恢復原本的嗓音狀態，白忙一場。

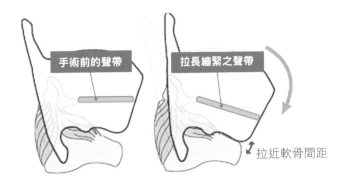

第四型（聲帶拉緊，音調提高）

Dr. Voice 小提醒

男女的聲音有別，說話語氣也是關鍵之一

除了音調高低，說話的語氣其實也是讓聲音聽起來男女有別的重要因素。對於性別轉換的個案，同樣可以透過嗓音治療調整成女性溫柔的口吻，或是男性陽剛的語氣，不一定非要手術不可。

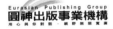
圓神出版事業機構
用心閱你對話．網野無限寬廣

如何出版社
Solutions Publishing

www.booklife.com.tw

reader@mail.eurasian.com.tw

Happy Body　184

全民好聲音──嗓音治療天團幫你找回悅耳美聲！

作　　者／王棨德、林峯全
插　　畫／高智傑
編輯協力／陳淑卿
發 行 人／簡志忠
出 版 者／如何出版社有限公司
地　　址／台北市南京東路四段50號6樓之1
電　　話／（02）2579-6600．2579-8800．2570-3939
傳　　真／（02）2579-0338．2577-3220．2570-3636
總 編 輯／陳秋月
主　　編／柳怡如
專案企劃／賴真真
責任編輯／張雅慧
校　　對／王棨德．林峯全．陳淑卿．張雅慧．柳怡如
美術編輯／李家宜
行銷企畫／詹怡慧．曾宜婷
印務統籌／劉鳳剛．高榮祥
監　　印／高榮祥
排　　版／陳采淇
經 銷 商／叩應股份有限公司
郵撥帳號／18707239
法律顧問／圓神出版事業機構法律顧問　蕭雄淋律師
印　　刷／龍岡數位文化股份有限公司
2020年11月　初版
2023年11月　3刷

定價340元　　　　ISBN 978-986-136-560-2

水是最好的保嗓聖品！不要等喉嚨乾、痛，才想要喝水。
為了確保水分充足，讓喉嚨輕鬆發聲、減少聲帶刺激，
必須正確的喝水：一早起床後請先喝點溫開水潤喉、
小口小口喝且要少量多次、每20～30分鐘就補充水分。

——《全民好聲音》

◆ **很喜歡這本書，很想要分享**

圓神書活網線上提供團購優惠，
或洽讀者服務部 02-2579-6600。

◆ **美好生活的提案家，期待為您服務**

圓神書活網 www.Booklife.com.tw
非會員歡迎體驗優惠，會員獨享累計福利！

國家圖書館出版品預行編目資料

全民好聲音——嗓音治療天團幫你找回悅耳美聲！／王棨德，林峯全作.
-- 初版. -- 臺北市：如何，2020.11
288 面；14.8×20.8公分. -- （Happy Body；184）
ISBN 978-986-136-560-2（平裝）

1.喉科 2.保健常識

416.89   109014262

感恩與承諾

我們常年秉持的信念：
「挽救一位肝病病友，
等於挽救一個家庭！」

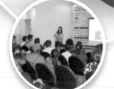

我們的宗旨：
教育民眾──宣導肝病防治知識
創新醫療──研究肝病治療方法

本會在創會董事長宋瑞樓教授和許金川教授帶領下，
二十六年來，義工及同仁足跡遍佈全國，
舉辦一千多場免費肝病篩檢及衛教宣導講座。
目前我們正朝向更大願景──「肝病醫療中心」邁進，
希望在「消滅國病」的路上，有您同行，早日打贏這場聖戰！

歡迎捐款支持本會，共同攜手消滅國病！

郵政劃撥 郵政劃撥帳號：18240187
戶名：財團法人肝病防治學術基金會

銀行電匯 受款單位：合作金庫銀行台大分行
帳號：1346765505230
戶名：財團法人肝病防治學術基金會
電匯後請來電或傳真
通知本會，謝謝！

線上捐款 請掃描本會
捐款專頁QR code

**財團法人
肝病防治學術基金會**
台北市中正區公園路30之1號6樓
電話 02-23811896
傳真 02-23313463

免費肝病諮詢專線 **0800-000-583**

財團法人肝病防治學術基金會
信用卡捐款授權書

姓 名		身分證字號	
電 話	日：	手機：	
	夜：	傳真：	
住 址			
信用卡別	☐ VISA CARD　☐ MASTER CARD ☐ 聯合信用卡　☐ 美國運通卡　☐ JCB	銀行名稱	
卡 號		有效期限	西元　　　年　　　月
捐款方式	☐ 本人願意捐款，金額：　　　　　　　　　　　元 　（捐款收據將於扣款成功後主動寄至府上） ☐ 本人願意每月固定捐款，每次捐款金額：　　　元，共捐　　次 　捐款期間：自西元　　　年　　　月至　　　年　　　月 　捐款收據您希望：☐ 年底報稅時開成一張寄給您　☐ 按月寄給您		
收據抬頭		收據人身分證字號	
收據地址			
持卡人簽名	 （簽名字樣請與信用卡相同）　　　日期：　　　年　　　月　　　日		
資料索取	● 您需要我們的刊物嗎？ 　☐ 需要　☐ 好心肝會刊(肝病防治學術基金會與好心肝基金會出版) 　　　　　☐ 好健康會刊(全民健康基金會出版) 　☐ 已定期收到會刊 　☐ 不需要 ● 本次捐款款項包含購買義賣書籍： 　☐《遠離肝苦很簡單》：　　　　　本(工本費240元) 　☐《肝硬化全書》：　　　　　　　本(工本費250元) 　☐《爆笑不爆肝！輕鬆掌握保肝知識》本(工本費280元) 　☐《好心救好肝》　　　　　　　　本(工本費280元)		

＊ 煩請詳細填寫每個項目（最好將表格放大至A4再填），傳真至(02)2331-3463。
＊ 若有問題或在捐款後一個月內仍未收到收據，請來電洽詢：(02)2381-1896。

感謝您的愛心與配合！

好心肝門診中心
全國第一家由各界愛心捐助設立

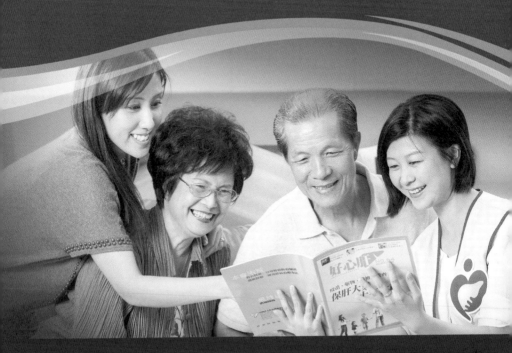

愛心・溫馨・安心
把每位病友當成自己的家人

承續肝病防治學術基金會的精神
醫病一家親的非營利醫療
高雅舒適的就診環境
專精肝膽腸胃科・全方位健檢服務

為您提供更周全的服務：肝膽腸胃科、肝腫瘤特別諮詢門診、消脂保肝特別診、
內分泌暨新陳代謝科、心臟血管內科、血液腫瘤科、胸腔內科、神經內科、神經外科、
眼科、皮膚科、復健科、骨科、一般暨小兒外科、泌尿科、身心科、耳鼻喉科、婦產科、
免疫風濕科、腎臟內科、家庭醫學暨骨質疏鬆特別診

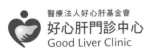
醫療法人好心肝基金會
好心肝門診中心
Good Liver Clinic

台北市公園路30號2樓（捷運台北車站M8出口、台大醫院站4號出口）
電話掛號 (02)2370-0827 　網路掛號 www.glc.tw

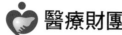 **醫療財團法人好心肝基金會**
信用卡捐款授權書

姓 名		身分證字號	
電 話	日：	手機：	
	夜：	傳真：	
住 址			
信 用 卡 別	☐ VISA CARD ☐ MASTER CARD ☐ 聯合信用卡 ☐ 美國運通卡 ☐ JCB	銀行 名稱	
卡 號		有效 期限	西元 年 月
捐 款 方 式	☐ 本人願意捐款，金額： 元 （捐款收據將於扣款成功後主動寄至府上） ☐ 本人願意每月固定捐款，每次捐款金額： 元，共捐 次 捐款期間：自西元 年 月至 年 月 捐款收據您希望：☐ 年底報稅時開成一張寄給您 ☐ 按月寄給您		
收 據 抬 頭		收據人身分證字號	
收 據 地 址			
持卡人 簽 名	 （簽名字樣請與信用卡相同） 日期： 年 月 日		
資 料 索 取	您需要我們的刊物嗎？ ☐ 需要 ☐ 好心肝會刊(肝病防治學術基金會與好心肝基金會出版) ☐ 好健康會刊(全民健康基金會出版) ☐ 已定期收到會刊 ☐ 不需要		

* 煩請詳細填寫每個項目(最好將表格放大至A4再填)，傳真至(02)2331-3463。
* 若有問題或在捐款後一個月內仍未收到收據，請來電洽詢：(02)2381-1897 。

感謝您的愛心與配合！

好心肝健檢中心

健檢做公益　救治肝苦人

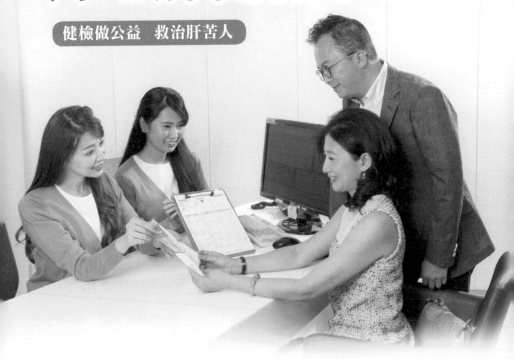

延伸好心肝門診中心對國人健康的呵護，
由台大肝膽腸胃科許金川教授、楊培銘教授率領的好心肝專業醫療團隊，
提供您及家人預防性的全面健康檢查。
秉承肝基會「視病猶親」的精神創立，不以營利為目的。
盈餘所得全部做公益，用於救助肝苦人。

歡迎下載好心肝APP ▶ ▶ ▶ 請掃描右方QR Code

- 門診掛號／查詢／取消
- 即時掌握看診進度／查閱門診就醫紀錄
- 好心肝健檢報告

財團法人全民健康基金會
信用卡捐款授權書

姓 名			身分證字號		

電 話	日：		手機：	
	夜：		傳真：	

住 址	

信 用卡 別	☐ VISA CARD　　☐ MASTER CARD ☐ 聯合信用卡　　☐ 美國運通卡　　☐ JCB	銀行名稱	
卡 號		有效期限	西元　　　　年　　　　月

捐 款方 式	☐ 本人願意捐款，金額：　　　　　　　　　　　　　　　元 　（捐款收據將於扣款成功後主動寄至府上） ☐ 本人願意每月固定捐款，每次捐款金額：　　　　元，共捐　　　次 　捐款期間：自西元　　　年　　　月至　　　年　　　月 　捐款收據您希望：☐ 年底報稅時開成一張寄給您　☐ 按月寄給您

收據抬頭		收據人身分證字號	

收據地址	

持卡人簽 名			
	（簽名字樣請與信用卡相同）	日期：　　年　　月　　日	

資料索取	● 您需要我們的刊物嗎？ 　☐ 需要　☐ 好心肝會刊(肝病防治學術基金會與好心肝基金會出版) 　　　　　☐ 好健康會刊(全民健康基金會出版) 　☐ 已定期收到會刊 　☐ 不需要 ● 本次捐款款項包含購買義賣書籍： 　☐《全民好聲音》：　　　　　　　本(工本費340元)

* 煩請詳細填寫每個項目(最好將表格放大至A4再填)，傳真至(02)2331-3463。
* 若有問題或在捐款後一個月內仍未收到收據，請來電洽詢：(02)2381-7732。

感謝您的愛心與配合！